Best of Pflege

Mit „Best of Pflege" zeichnet Springer die besten Masterarbeiten und Dissertationen aus dem Bereich Pflege aus. Inhalte aus den etablierten Bereichen der Pflegewissenschaft, Pflegepädagogik, Pflegemanagement oder aus neuen Studienfeldern wie Health Care oder Ambient Assisted Living finden hier eine geeignete Plattform. Die mit Bestnote ausgezeichneten Arbeiten wurden durch Gutachter empfohlen und behandeln aktuelle Themen rund um den Bereich Pflege. Die Reihe wendet sich an Praktiker und Wissenschaftler gleichermaßen und soll insbesondere auch Nachwuchswissenschaftlern Orientierung geben.

Weitere Bände in der Reihe http://www.springer.com/series/13848

Fabian Graeb

Ethische Konflikte und Moral Distress auf Intensivstationen

Eine quantitative Befragung von Pflegekräften

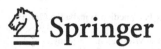

Fabian Graeb
Esslingen, Deutschland

ISSN 2569-8605   ISSN 2569-8621   (electronic)
Best of Pflege
ISBN 978-3-658-23596-3   ISBN 978-3-658-23597-0   (eBook)
https://doi.org/10.1007/978-3-658-23597-0

Die Deutsche Nationalbibliothek verzeichnet diese Publikation in der Deutschen National-
bibliografie; detaillierte bibliografische Daten sind im Internet über http://dnb.d-nb.de abrufbar.

Springer ist ein Imprint der eingetragenen Gesellschaft Springer Fachmedien Wiesbaden GmbH
und ist ein Teil von Springer Nature
Die Anschrift der Gesellschaft ist: Abraham-Lincoln-Str. 46, 65189 Wiesbaden, Germany

Vorwort

Bei einer Abschlussarbeit wie dieser Masterarbeit haben schlussendlich viele verschiedene Menschen einen wichtigen Beitrag geleistet. Diesen möchte ich hiermit meinen Dank aussprechen. Zunächst all den Pflegekräften, die an der Befragung trotz hohem Arbeitsanfall und relativ lang geratenem Fragebogen teilgenommen haben. Vielen Dank für das Vertrauen, das mir an dieser Stelle entgegengebracht wurde. Die tolle Resonanz mit hoher Rücklaufquote zeigt aber auch, dass das Thema ethische Konflikte speziell im Bereich der Intensivmedizin den Pflegenden sprichwörtlich unter den Fingernägeln brennt. Dies bedeutet eine große Verantwortung die in der Untersuchung aufgezeigten Probleme und Herausforderungen auch tatsächlich zu verbreiten und damit besser sichtbar zu machen. Während des Schreibens war mir das durchaus bewusst und ist schlussendlich auch ein Grund warum ich mich entschlossen habe, die Arbeit im Nachgang noch zu veröffentlichen und damit allen Interessierten zugänglich zu machen. Ich möchte mich außerdem auch bei den Mitarbeitervertretungen und Führungskräften der in die Studie eingeschlossenen Kliniken für ihr Vertrauen und die Möglichkeit der Befragung bedanken, obgleich der Fragebogen durchaus heikle Themen beinhaltet. Auch die Hinweise zu Aspekten des Datenschutzes von Seiten der Mitarbeitervertretung waren sehr hilfreich. Vielen Dank auch an Frau Professor Riedel und Herr Professor Heidenreich für die gute Begleitung währen der Erarbeitung dieser Abschlussarbeit.

Ein besonders herzlicher Dank gilt jedoch meiner Ehefrau, die mich in der ganzen Zeit des Studiums, aber vor allem auch schon bei Bachelor- und später der Masterarbeit stets verständnisvoll und liebevoll unterstützt hat. Ohne dich hätte ich das bestimmt nicht so hinbekommen, danke für das Aufmuntern, Mut zusprechen und den leckeren Nussmischungen für eine ausreichende Gehirnaktivität.

Mein Dank gilt aber auch grundsätzlich allen, die direkt oder indirekt mit dazu beigetragen haben, dass ich nun diese Arbeit in den Händen halten darf, begonnen in der Ausbildung, den Lehrkräften der Pflegeschule, Kolleginnen und Kollegen, Professorinnen und Professoren, Kommilitoninnen und Kommilitonen und natürlich auch abschließend dem Springer Verlag, für die Chance dieser Veröffentlichung.

Fabian Graeb

Esslingen, dem 13.08.2018

Inhaltsverzeichnis

Abkürzungsverzeichnis

Abb.	Abbildung
bzw.	beziehungsweise
CA	Chefarzt/ Chefärztin
df	Freiheitsgrade
DGF	Deutsche Gesellschaft für Fachkrankenpflege und Funktionsdienste e.V.
DIVI	Deutsche Interdisziplinäre Vereinigung für Intensiv- und Notfallmedizin e.V.
ICN	International Council of Nursing
ICU	Intensive Care Unit, Intensivstation
MD	Moral Distress
MDS	Moral Distress Scale
MDT	Moral Distress Thermometer
MST	Moralischer Stress Thermometer (adaptierter MDT)
Sig.	Signifikanz
SMS	Score Moralischer Stress

Tabellenverzeichnis

Abbildungsverzeichnis

1. Erleben von ethisch-moralischen Konflikten als Ausdruck ethischer Sensibilität?

Tätigkeiten im Gesundheitswesen können grundsätzlich als eine Arbeit in einem ethisch-moralisch sensiblen Bereich betrachtet werden. Die im einleitenden Zitat deutlich gewordene Vulnerabilität und daraus resultierende Schutz- und Hilfsbedürftigkeit vieler PatientInnen, verdeutlicht recht plastisch diese in der Basis der Tätigkeit angelegte ethisch-moralische Verantwortung für alle im Gesundheitswesen tätigen Professionen. Ein Blick auf die Grundlage des medizinischen Handelns offenbart für den Medizinethiker Giovanni Maio (2012) hierbei eine Grundmotivation des Helfens, die für sich selbst den Anspruch erhebt, nicht nur aus einem reinen Erkenntnisgewinn zu handeln, sondern aus der grundsätzlichen Motivation heraus *helfen zu wollen*. Eine Diagnosestellung allein wäre somit nicht ausreichend, die daraus resultierende Behandlung soll grundsätzlich dem Wohl des Menschen dienen. Dies erfordert aber eine Verknüpfung aus Erkenntnissen der Naturwissenschaften und der Reflexion des eigenen Handelns, um so die in der jeweiligen Situation richtige Handlungsentscheidung, anhand der Orientierung an allgemein gültigen Prinzipien, treffen zu können. Wenn Ethik allgemein als eine Theorie des guten Handelns verstanden wird, stellt diese eine ganz wesentliche Grundlage des medizinischen Wirkens und Selbstverständnis dar. (Maio, 2013, S. 1–2) Um ein solches Handeln begründen zu können, gilt es verschiedene Perspektiven und Bedürfnisse in den Blick zu nehmen. Es hat sich hierbei eine Orientierung an den Prinzipien mittlerer Reichweite nach Beauchamp und Childress (2013) im medizinethischen Diskurs als anerkannte Grundlage etabliert. Diese setzt sich aus vier Prinzipien zusammen, die in einer Entscheidungsfindung gegeneinander abgewogen werden müssen. Das wären die Grundsätze der Autonomie („respect for Autonomy"), der Fürsorge („beneficience"), des Nichtschadens („nonmaleficence") und der Gerechtigkeit („Justice"). (Beauchamp & Childress, 2013) Dass diese Prinzipien hierbei in Konflikt geraten können, also nicht alle gleichermaßen in einer spezifischen Situation Berücksichtigung finden können, zeigt sich etwa am Beispiel des Konfliktes zwischen den Prinzipien der Autonomie und der Fürsorge. So kann beispielsweise eine autonome Willensäußerung eines/einer Patienten/in im Zusammenhang mit Therapieentscheidungen einen starken Konflikt in der/dem behandelnden Arzt oder Ärztin verursachen. Einerseits gilt es den Willen des/der Betroffenen zu respektieren, aber andererseits lässt sich dies unter Umständen mit dem Ethos des Helfens als Ausdruck der Fürsorge nicht in Einklang bringen. Wenn etwa in einer Patientenverfügung eine invasive Beatmung abgelehnt wird, in dem nun vorliegenden Fall aber von einer guten Heilungschance ausgegangen werden kann, treten die beiden genannten Prinzipien in einen Widerspruch, der nur unter Verletzung eines der beiden Prinzipien aufgelöst werden kann. Entweder kommt es zur Missachtung der Patientenautonomie durch die nicht gewünschte Beatmung, oder zu einer Verletzung der Fürsorgepflicht, aufgrund der nicht durchgeführten Therapie bei eigentlich guter Prognose. (Maio, 2013, S. 9–10) Dieses Beispiel verdeutlicht somit auch bereits, dass es neben einem Ethos des Helfens weiterer Prinzipien bedarf, um ein ethisches Handeln umfassend abwägen und schlussendlich auch begründen zu können. Diese dürfen jedoch auch nicht mechanistisch, Checklistenartig abgearbeitet werden, sondern müssen durch Tugenden ergänzt werden, die für eine solche Abwägung vonnöten sind. Hierbei können beispielhaft Mitleid, Urteilskraft, Vertrauenswürdigkeit, Integrität und Gewissenhaftigkeit beispielhaft angeführt werden. (Monteverde, 2012, S. 35)

Die anfangs beschriebene grundsätzliche Motivation des Helfens, als eine moralische Pflicht, ist jedoch keineswegs als eine exklusiv ärztliche Motivation zu betrachten, sondern lässt sich als eine gemeinsame Grundmotivation vieler Berufsgruppen im Gesundheits- und Sozialwesen verstehen. Die größte Berufsgruppe des Gesundheitswesens stellen die Pflegekräfte, was selbst auf die medizinisch dominierten Akutkliniken zutrifft. Das Statistische Bundesamt weist für das Jahr 2015 einen Anteil von knapp 37% der Vollzeitstellen in deutschen Kliniken für die Pflege aus (N=868.044; n=320.905), während auf den ärztlichen Bereich knapp 18% (n=154.364) entfallen (Statistisches Bundesamt [Destatis], 2016, S. 27). Diese berufliche Grundmotivation des Helfens in der großen Gruppe der Pflegekräfte, lässt sich mit dem international eher verwendeten Begriff des Carings vergleichen, auch wenn dieses eher mit einem sich-kümmern übersetzen ließe. Caring hat das Potential als eine ethische Grundlage pflegerischen Handelns angesehen zu werden, wobei zu bedenken gilt, dass dies lediglich eine Basis für eine ethische Kompetenz in der Pflege darstellen kann. Oder anders ausgedrückt: „caring is only the tip of the iceberg of nursing ethical knowledge". (Tarlier, 2004, S. 231–232)

Nun ist das Bedürfnis zu helfen, oder auch to-care, innerhalb der pflegerischen Profession besonders stark vertreten. Zudem sind die Pflegenden aufgrund ihrer spezifischen Tätigkeit im besonderen Maße den PatientInnen in schwierigen, oftmals lebensbedrohlichen Situationen sehr nahe. Dies führt dazu, dass die Berufsgruppe der Pflegenden selbst pflegerische Tätigkeiten als grundsätzlich moralisch-ethische Tätigkeiten begreift. (Monteverde, 2013, S. 272; Wettreck, 2001, S. 30–31) Der Ethikkodex des International Council of Nurses (ICN) spiegelt dieses Selbstverständnis wieder und geht gleichzeitig weit über das Motiv des Helfens hinaus. Neben den vier Grundlegenden Verantwortungsbereichen Gesundheit zu fördern, Krankheit zu verhüten, Gesundheit wiederherzustellen und Leiden zu lindern, wird auf weitere wesentliche Selbstverpflichtungen der Profession der Pflegenden hingewiesen. So sollen alle Menschen unabhängig ihrer Herkunft, Religion, politischen Ansichten, Geschlecht oder sexuellen Präferenzen gleichbehandelt werden. Auch die beschriebene Motivation des Helfens wird hier nicht nur als eine eher simpel erscheinende Orientierung genannt, sondern es wird stattdessen das Wohlergehen der zu Pflegenden in den Mittelpunkt pflegerischer Handlung gestellt. Ferner nimmt vor allem die Verantwortung der Pflege für den Einzelnen, die KollegInnen und die gesamte Gesellschaft einen großen Raum ein. (ICN, 2012, S. 1–4)

Dieses Selbstverständnis der Pflege als eine Berufsgruppe, die ihr Handeln durch ethische Prinzipien, wie einer generellen Verantwortung für die Pflegeempfänger leiten lässt, zeigt sich auch zunehmend in den Ausbildungskonzepten der Pflegeberufe, in denen stellenweise eine ethisch-moralische Kompetenz explizit genannt wird, wie etwa beim sogenannten Stuttgarter Modell®. Dieses weist in dessen Kompetenzmodell eine Ethisch-moralische Kompetenz aus, die in Prüfungssituationen als eine von sechs Schlüsselkompetenzen des beruflichen Handelns geprüft wird. (Görres et al., 2007, S. 63) Ziel solcher und anderer Konstruktionen und Verankerungen im Curriculum, ist stets eine Stärkung der ethischen Kompetenz, die vor allem in einer ethisch-moralischen Reflexionsfähigkeit der Pflegenden sichtbar wird. Diese Reflexionsfähigkeit ist der Schlüssel in ethisch anspruchsvollen Pflegesituationen adäquat, der Person und Situation angemessen agieren und Handeln zu können. Diese Kompetenz gehört damit ganz wesentlich zum pflegerischen Handwerk, das die eigenen Werte, die des Gegenübers und eine komplexe individuelle Situation in Einklang bringen muss, um tatsächlich professionelles Pflegehandeln zu begründen. (Riedel, 2013, S. 1–2) Dass dies den Pflegenden grundsätzlich zugetraut wird, ist empirisch belegt. So wird auch von anderen Berufsgruppen, wie etwa der Ärzteschaft, den Pflegenden in Befragungen eine besonders ausgeprägte hohe Sensibilität für ethische Aspekte zugesprochen. Stellenweise schätzen die ärztlichen KollegInnen die ethische Kompetenz der professionell Pflegenden sogar höher ein, als die der eigenen Berufsgruppe oder sogar höher, als diese von den Pflegenden selbst eingeschätzt wurde. (Bohrer et al., 2002, S. 448; Neitzke, 2011, S. 65; Sauer, 2015, S. 132; Wettreck, 2001, S. 243)

Nun wird eine solche Kompetenz nicht nur durch die grundlegend ethisch-moralisch herausfordernde Pflegepraxis auf die Probe gestellt. Hinzu kommt, dass das gesamte Gesundheitswesen durch gesellschaftliche und medizinische Entwicklungen stark unter Druck gesetzt wird. Der Medizinethiker Gerald Neitzke (2011) beschreibt dieses Phänomen anhand dreier Einflussfaktoren. Zum einen stehen aufgrund des medizinischen Fortschritts immer mehr komplexe Therapiemöglichkeiten zur Verfügung, die die Frage nach Leben und Sterben sowie gleichzeitig die Frage nach der Sinnhaftigkeit möglicher Therapien, unter Berücksichtigung einer noch zu erwartenden Lebensqualität, aufwerfen. Obwohl diese Therapieentscheidungen aufgrund ihrer zunehmenden Komplexität und oftmals kaum vorhersehbaren Folgen zunehmend schwerer zu fällen sind, gilt es dennoch dem zunehmenden Autonomiestreben der PatientInnen Rechnung zu tragen. Dieses ist der zunehmenden Individualisierung der Gesellschaft geschuldet und hat eine Abkehr von einem paternalistischen ärztlichen und pflegerischen Handeln, hin zu einer Orientierung am autonomen Willen der PatientInnen zur Folge. Der dritte Einflussfaktor, der wiederum in Konflikt mit den anderen Bedingungen treten kann, ist der zunehmende Kostendruck im Gesundheitswesen. Dieser wird zum einen durch die modernen, teuren Therapien verursacht und zum anderen durch die demographischen Veränderungen, die neben einer verlängerten Lebenserwartung vor allem ein ansteigendes Auftreten von älteren, multimorbiden PatientInnen zur Folge hat. (Neitzke, 2011, S. 59–60) Diese Faktoren stehen sich grundsätzlich im Widerspruch gegenüber, da der zunehmende Bedarf an teuren, modernen Therapien die Kosten nach oben zu treiben droht. Diese Therapien stellen jedoch gleichzeitig eine wichtige Einkommensquelle für die Kliniken dar, die unter einem großen ökonomischen Druck stehen. Die Therapien wiederum sind gleichzeitig nicht zwangsläufig im individuellen Interesse der oder des Erkrankten.

Dieser Problemkomplex hat zur Folge, dass es im modernen Gesundheitswesen auf verschiedenen Ebenen der Versorgung zunehmend zu ethisch-moralischen Fragestellungen und aufgrund dessen zu Konflikten kommt. Diese stellen eine potentiell große Belastung für die beteiligten Personen dar, mit den möglichen Folgen eines Moral Distress (MD) und daraus resultierendem Burn-out. (Tanner et al., 2014, S. 354) Nun haben Befragungen in Kliniken ergeben, dass Pflegende häufig eine andere Sichtweise auf diese ethisch-moralischen Konflikte haben, als andere Berufsgruppen. Dies zeigt sich unter anderem darin, dass diese häufiger und intensiver, das heißt als belastender erlebt werden und auch hinsichtlich der Häufigkeit ihres Auftretens anders priorisiert werden. (Neitzke, 2011, S. 62–73; Rester, Grebe, Bauermann, Pankofer & Bleyer, 2017, S. 6; Sauer, 2015, S. 124–131) Das wirft die Frage auf, warum Pflegekräfte ethisch-moralische Konflikte als belastender erleben. Schließlich lässt sich anderen an der Patientenversorgung beteiligten Berufsgruppen, wie der Ärzteschaft, eine ethisch-moralische Orientierung am Patientenwohl kaum absprechen. Dass die ethische Kompetenz oder Sensibilität bei diesen geringer ausgeprägt sein soll, als bei den Pflegekräften, ist daher nicht unmittelbar plausibel. Besitzen also Pflegende tatsächlich eine im besonderen Maße ausgeprägte ethisch-moralische Sensibilität oder spielen andere Hintergründe bei der Wahrnehmung und Umgang mit ethisch-moralischen Konflikten eine bestimmende Rolle?

1.1 Bedeutsamkeit ethischer Sensibilität im professionellen Pflegehandeln

Wie sich beispielhaft im Stuttgarter Modell© ablesen lässt, bildet die ethisch-moralische Kompetenz eine grundlegende Voraussetzung für professionelles Pflegehandeln. Im Modell der Pflegekompetenz nach Olbrich (2009) stellt das ethische Handeln ebenfalls eine wesentliche Dimension professionellen Pflegehandelns dar. Die angehenden Pflegekräfte durchlaufen während ihrer Ausbildung eine Entwicklung, die sie durch verschiedene Dimensionen und Ebenen pflegerischer Entscheidungen und Handlungen führt. Zunächst erreichen die Auszubildenden eine tendenzielle Orientierung an bekannten Regeln und Abläufen im beruflichen Alltag. Bestimmte Situationen der pflegerischen Versorgung werden verinnerlicht und gewissermaßen routinemäßig abgehandelt, was Olbrich als „Regelgeleitetes Handeln" beschreibt. Mit der Zeit gelingt es den Auszubildenden solch allgemeine Situationen in einen größeren Versorgungskontext einzuordnen, wodurch nicht mehr eine einzelne Handlung, sondern der Gesamtzusammenhang zunehmend an Beachtung findet und die Handlungen „situativ beurteilt" werden. In einem nächsten Entwicklungsschritt streben die Auszubildenden zunehmend an ihr Handeln zu „reflektieren", was bedeutet, dass neben der Situation der PatientInnen, auch die Pflegekraft selbst und ihr berufliches Selbstverständnis miteingebracht und reflektiert werden. Dies ist die Voraussetzung um schließlich die Dimension des „aktiv-ethischen Handelns" zu erreichen. Dabei gelingt es den Pflegenden sich ihrer eigenen Normen und Werte bewusst zu werden und diese in das Handeln zu integrieren. Das hat zur Folge, dass sich die Pflegekraft bewusst über die übliche Routine und Regeln hinwegsetzen kann, um der Situation und den eigenen Moralvorstellungen gerecht werden zu können. Für Olbrich setzt sich damit eine professionelle Pflege aus den Fähigkeiten des regelgeleiteten Handelns, der Kompetenz des situativ-beurteilenden Handelns, des reflektierenden Handelns und des aktiv-ethischen Handelns zusammen. (Olbrich, 2009, S. 63–66) Ganz entscheidend, um diese letzte Kompetenzstufe erreichen zu können, ist es, eine ethische Wertereflexion mit bewusster Werteorientierung als Teil des beruflichen Handelns zu lernen und in dieses zu integrieren. Diese Fähigkeit stellt für die Pflegeethikerin Riedel (2013) neben einer Individuums- und Evidenzorientierung einen ganz entscheidenden Baustein pflegeprofessioneller Handlungen und Entscheidungsprozesse dar. Selbstverständlich stellen diese letztgenannten Handlungskomponenten die Grundlage dafür dar, eine ethische Reflexionsfähigkeit darauf aufbauend zu entwickeln, ähnlich wie es auch Olbrich beschreibt. Hierauf basierend lässt sich zunächst eine ethische Sensibilität entwickeln, die sich als moralische Irritation, das sogenannte „ungute Gefühl" bemerkbar macht, dass irgendetwas an einer spezifischen Situation schwierig ist oder falsch läuft. In einem nächsten Schritt wird es den Pflegenden so möglich den ethischen Kern einer Situation zu analysieren, zu benennen und die Notwendigkeit einer ethisch geleiteten Entscheidungsfindung beschreiben und vertreten zu können. (Riedel, 2013, S. 3)

Aus diesen Überlegungen heraus lassen sich zwei Gedanken ableiten. Zum einen ist das ethisch-moralische Handeln, auf Basis ethischer Reflexionsfähigkeit ein wesentlicher Teil professionellen pflegerischen Handelns. Das heißt, nicht nur die pflegerische Arbeit selbst besitzt aufgrund ihrer Art der Tätigkeit eine ethisch-moralische Dimension, sondern eine entsprechende Kompetenz ist tatsächlich notwendig, um dieses Handeln auf eine professionelle Ebene zu bringen. Damit kann zweitens das eingangs beschriebene Erleben von ethisch-moralischen Konflikten, als ein möglicher Ausdruck der Wahrnehmung moralischer Irritation betrachtet werden. Dies wiederum stellt wie eben dargelegt eine Grundbedingung dar, um eine ethische Reflexionsfähigkeit zu entwickeln. Damit ist das Erleben ethisch-moralischer Konflikte zwar kein Indikator für eine besonders stark ausgeprägte ethische Sensibilität, im Sinne einer Ethischen Kompetenz. Dieses Erleben kann jedoch zumindest als Hinweis auf eine vorhandene ethische Kompetenz, beziehungsweis auf die potentielle Entwicklungsfähigkeit hin zu einer ethisch-moralischen Reflexionsfähigkeit, als Teil einer ethisch-moralischen Kompetenz verstanden werden.

1.2 Erleben von ethisch-moralischen Konflikten und die Besonderheit des Intensivmedizinischen Bereichs

Wenn nun also das Erleben dieser speziellen Konflikte als potentieller Indikator für eine ethisch-moralische Entwicklungsfähigkeit betrachtet wird, stellt sich die Frage welche Determinanten darauf Einfluss nehmen könnten. In der internationalen Literatur sind die Bedingungen, die zu einem solchen Konflikterleben beitragen und den daraus resultierenden Moral Distress mit verursachen gut und umfangreich erforscht. Mit entsprechend gestalteten Instrumenten konnten diverse Einflussfaktoren, die zum Entstehen eines Moral Distress beitragen, identifiziert werden (siehe Kapitel 2.2). Für Deutschland sind die Hintergründe dafür weniger gut erforscht. Diverse Befragungen unter Pflegekräften und anderen Berufsgruppen konnten Konfliktursachen, beteiligte Personen und individuelle Belastungen zwar umfangreich darstellen, (Neitzke, 2011; Rester et al., 2017; Sauer, 2011, 2015) es fehlt jedoch bislang überwiegend das Hinterfragen anderer Einflussfaktoren, wie etwa Arbeitsbedingungen, persönliche Faktoren, allgemeine Zusammenarbeit, ethisches Klima und Arbeitszufriedenheit. Aufgrund dieses Defizits wird gar vereinzelt die Frage aufgeworfen, ob viele dieser ethisch-moralisch konnotierten Konflikten und deren subjektiven Belastungen tatsächlich auf den ethisch-moralischen Hintergrund zurück zu führen sind, oder ob nicht andere wesentliche Gründe zu den in den Studien beschriebenen Belastungen für die Pflegenden führen. So wirft etwa Sauer (2015) die These auf, dass unter Umständen die Nichteinbindung von Pflegenden in klinische Entscheidungsprozesse oder eine mangelhafte Vermittlung dieser Entscheidungen ganz wesentlich zu den starken Belastungen der Pflegekräfte beiträgt. Dieser These nach wäre somit nicht die ethische Dimension des Konfliktes für die Belastungen alleine ursächlich. Der eigentliche Grund für die Belastungen würde in einer grundsätzlich differierenden Wahrnehmung der auch ethisch konnotierten Situationen durch die Pflegenden und den, die Therapieentscheidungen fällenden, ÄrztInnen, sowie eine mangelhafte Kommunikation zwischen den Berufsgruppen liegen. (Sauer, 2015,

S. 9–10) Dieser Zusammenhang ist aufgrund der Ergebnisse aus den aufgeführten Befragungen plausibel (siehe dazu Kapitel 2.1), aber bislang nicht näher belegt.

Eine weitere Forschungslücke betrifft die spezifische Situation im intensivmedizinischen Bereich. Die im ersten Teil dargelegten gesamtgesellschaftlichen Ursachen für ein vermehrtes Aufkommen von ethisch-moralischen Problemen und Konflikten treten im Intensivbereich gewissermaßen kumuliert zu Tage. Zum einen sind hier viele der neuen, modernen und teuren medizinischen Therapieformen zu finden, was einen verantwortlichen Einsatz dieser Möglichkeiten erfordert. Es droht aufgrund immer weiterwachsender Möglichkeiten der Lebensverlängerung ein Spannungsfeld, zwischen der Nutzung solcher Therapiemöglichkeiten zur Wiederherstellung der Gesundheit und einer möglicherweise nur sinnlosen Verlängerung eines eingeleiteten Sterbeprozesses zu entstehen. Zum anderen ergibt sich aus der häufig eingeschränkten Fähigkeit zur Willensäußerung bei IntensivpatientInnen die Frage nach dem konkreten Willen der Betroffenen, um das Recht auf eine autonome Selbstbestimmung wahren zu können. Ob die getroffenen Entscheidungen, sei es auch aus guten Beweggründen heraus, im Sinne und zum Wille der PatientInnen sind, ist daher häufig unklar und stellt ein großes Konfliktpotential dar. Des Weiteren ergibt sich aus diesen oftmals teuren Therapien ein wachsender ökonomischer Druck auf die Gesellschaft, die das als Ganzes finanzieren muss. (Quintel, 2013, S. 20–22) Hinzu kommt ganz grundsätzlich die ständige Konfrontation mit Grenzsituationen der Medizin, die mit Leiden, Sterben und Tod verknüpft sind. In diesem Bereich müssen häufig unter Zeitdruck schwerwiegende Entscheidungen getroffen werden, die aufgrund ihrer Tragweite an sich schon konfliktträchtig sind und durch die beschriebenen Elemente, sowie unterschiedliche Ansichten und Vorstellungen im Behandlungsteam schnell zu sehr belastenden Konflikten führen können. (Rabe, 2013, S. 29–30) Es ist daher davon auszugehen, dass es im intensivmedizinischen Umfeld zu einem besonders häufigen Auftreten dieser Konflikte, mit entsprechend ausgeprägten Belastungen für alle Beteiligten kommt. Für die Situation in deutschen Kliniken gibt es jedoch bisher kaum spezifische empirische Untersuchungen, die sich in diesem speziellen Teil der klinischen Versorgung bewegen und die Belastungen der Pflegekräfte durch ethisch-moralische Konflikte speziell in diesem Bereich darstellen.

1.3 Ziel der Forschungsarbeit und Fragestellung

Ziel dieser Forschungsarbeit ist es daher, das Ausmaß von und die Belastungen durch das Erleben von ethisch-moralischen Konflikten der Pflegekräfte im intensivmedizinischen Bereich zu erforschen. Ferner sollen Hinweise auf darauf Einfluss nehmende Faktoren gefunden werden, um als Resultat der Untersuchung Empfehlungen ableiten zu können, mit dem Ziel die Belastungen aus ethisch-moralischen Konflikten zu reduzieren und somit einem

Moral Distress vorbeugen zu können. Aus diesem Ziel leiten sich die der Arbeit zugrundeliegende Forschungsfragen ab:

- Wie häufig kommt es im intensivmedizinischen Bereich zu ethisch-moralischen Konflikten bei den Pflegekräften und wie stark werden diese dadurch belastet?
- Welche Faktoren wirken auf das grundsätzliche Erleben von und die erlebte Belastung durch ethische Konflikte ein?
- Wie stark wirkt sich der Faktor des Nichteinbeziehens von Pflegekräften in Therapieentscheidungen auf das Konflikterleben und die Belastungen aus?

1.4 Allgemeines Vorgehen und Aufbau der Arbeit

Diese Arbeit wurde als Masterthesis im Rahmen des Studiengangs Pflegewissenschaft
M.A. an der Hochschule Esslingen verfasst. Der Gegenstand der Untersuchung, die Pflegenden im stationären intensivmedizinischen Bereich, wurden mithilfe eines standardisier-
ten Fragebogens befragt. Dieser wurde literaturgestützt entwickelt, basierend auf bereits
getesteten Fragebögen und allgemeinen Erkenntnissen aus der einschlägigen internationalen und nationalen Literatur. Es handelt sich dabei um eine quantitativ angelegte Befragung, mit dem Ziel statistisch signifikante Assoziationen zwischen den in der Literatur gefundenen potentiellen Zusammenhängen zu finden. Nach Entwicklung des Fragebogens
wurde dieser einem Pretest unterzogen, mit der Schwerpunktsetzung auf Handhabbarkeit,
zeitlichen Aufwand und Verständlichkeit. Ferner wurden die Pflegekräfte, die an diesem
Pretest teilnahmen nach ihrem allgemeinen subjektiven Eindruck, Plausibilität und sponta-
nen Ergänzungsvorschlägen gefragt.

Die Basis der Arbeit bildet eine Literaturstudie, die sich aus den Bausteinen Ethisch-moralische Konflikte, Moral Distress oder Moralischer Stress, Pflege im Intensivbereich, sowie
Erkenntnissen zur Ethischen Kompetenz in der Pflege zusammensetzt. Als Quellen für die
Literaturrecherche wurden vor allem die Suchmaske RDS der Hochschule Esslingen, Ci-
nahl, PubMed, sowie die Datenbanken des Springer- und Thiemeverlags benutzt. Gesucht
wurde vor allem mit den Begriffen Moral Distress, Moral Distress Scale, Ethical knowledge,
Ethical Conflict Intensive Care Unit/ critical care, Thermometer Moralischer Stress/ Moral
Distress Thermometer, Instrument moralischer Stress, Ethische Konflikte, Ethisch-morali-
sche Konflikte, Ethische Konflikte Intensivstation, Ethische Kompetenz Pflege, Ethisch-moralische Kompetenz und Intensivpflege. Vereinzelt wurden auch der Bestand an einschlä-
gigen Fachzeitschriften händisch durchsucht, vor allem die in der Hochschule Esslingen in
Papierform vorrätigen oder als digitale Zugriffsmöglichkeit hinterlegten Fachzeitschriften
Pflege, Pflege & Gesellschaft, Pflegewissenschaft, sowie Ethik der Medizin. Wurden einige
Artikel konkret aufgrund ihrer Eigenschaft als Primärliteratur gesucht, konnten diese meist

über Google Scholar oder den Bestand der Hochschule recherchiert werden. Als grundlegende Auswahlkriterien der Studien und Arbeiten galten die Kennzeichen wissenschaftlichen Arbeitens Objektivität, Reliabilität, Repräsentativität und Validität, sofern dies anhand der Arbeiten ersichtlich wurde (Geng, 2011). Ferner wurde großen Wert auf die Aktualität und Relevanz für das eigene Forschungsvorhaben gelegt. Das heißt es wurde zunächst nach Studien im deutschsprachigen Raum gesucht und wenn möglich, mit einem intensivmedizinischen Bezug bevorzugt. Limitierend bei der Literaturauswahl war lediglich in Einzelfällen die stark erschwerte Beschaffung einzelner internationaler Zeitschriftenartikel, die nur unter unverhältnismäßig hohen Kosten zu erwerben gewesen wären.

Das nun nachfolgende zweite Kapitel bildet dementsprechend eine Literaturstudie zum Thema Moral Distress. Es folgt eine eingehende Erörterung der spezifischen Gegebenheiten der Intensivmedizin und die Rolle der Pflegenden in diesem Bereich in Kapitel 3. Diese Aspekte aus den Kapiteln zwei und drei bildeten auch die Grundlage für die Entwicklung des Fragebogens. Sowohl dessen Entwicklung, die Formulierung der Hypothesen, als auch das allgemeine Vorgehen bei der Erhebung werden im Anschluss im vierten Kapitel detailliert beschrieben. Die Ergebnisse der Befragung, sowie die Auswertung und Berechnung von Korrelationen folgen im fünften Abschnitt. Daraus resultiert dann in Kapitel 6 die Diskussion, die neben einem Vergleich mit Erkenntnissen aus internationaler Literatur und Limitationen, Maßnahmen der Unterstützungsmöglichkeiten für die Pflegenden als Chancen zur Prävention von Moralischem Stress und damit auch als Entwicklungsmöglichkeiten einer ethischen Kompetenz aufzeigen soll.

2. Ethische Konflikte und Moral Distress

2.1 Ethisch-moralische Konflikte: Ätiologie und Bedeutung

In der Literatur werden Begriffe, die im Zusammenhang mit Ethik und daraus resultierenden Belastungen genannt werden, einerseits unterschiedlich gebraucht, aber teilweise auch als Synonyme verwendet. Die Formulierungen *ethischer Konflikt, ethisches Problem, ethisches Dilemma, moralischer Stress* oder *Moral Distress* beziehen sich häufig auf ähnliche Phänomene und beinhalten vor allem in der empirischen Ethik auch die Frage nach der Art und dem Umfang der daraus resultierenden individuellen psychischen Belastungen. Salloch et al. (2016) weisen darauf hin, dass zunächst zwischen einem ethischen Problem und einem Dilemma unterschieden werden muss. Der Begriff des ethischen Problems sagt nichts über dessen Schwere und Bedeutung für den jeweiligen Fall aus und ist damit eher recht weit gefasst. Es ist durchaus denkbar, dass ein als *ethisches Problem* bezeichnete Situation eine relativ simple Lösung beinhaltet und zunächst einfach nicht erkannt wird. Davon abzugrenzen wäre das Dilemma. Auch dieses stellt im Grunde genommen ein ethisches Problem dar. Die Besonderheit besteht jedoch darin, dass jede angebotene Handlungsoption zu einer moralischen Schuld führt, da in dieser per Definition in jedem Fall eine ethische Pflicht übertreten werden muss, wenn gehandelt oder eine Handlung unterlassen wird. (Salloch, Ritter, Wäscher, Vollmann & Schildmann, 2016, S. 273) Bezogen auf den klinischen Bereich handelt es sich bei einem ethischen Problem um eine Situation, in der in irgendeiner Form konkrete Rechte, moralische Prinzipien, pflegerische und/ oder medizinische Notwendigkeiten oder Gewohnheiten im Konflikt stehen. Diese stehen sich in einer spezifischen Situation unvereinbar gegenüber, so dass eine priorisierende Handlungsentscheidung gefällt werden muss. Solche Konstellationen sind beschreibbar und zunächst auch nicht unbedingt bewertet oder emotional belastet. Häufig resultiert jedoch aus einer solchen Konstellation dann auch ein Ethischer Konflikt. Dieser entsteht zwischen Personen oder Personen und Institutionen in einem gemeinsamen Lebens- und Handlungsfeld. Schwierig an dem Begriff des Ethischen Konflikts ist jedoch, dass es durchaus vorkommen kann, dass das ethische Problem hinter dem Konflikt den beteiligten Personen nicht bewusst ist. (Salloch et al., 2016, S. 273) Dies hätte dann zur Folge, dass zwar der Konflikt wahrgenommen, die Ursache jedoch nicht bewusst und damit auch nicht lösbar oder bearbeitbar wird. Ferner können auch andere Konfliktursachen augenscheinlich ethische Konflikte überlagern und beeinflussen. Somit lässt sich folgern, dass aus dem Erleben und Beschreiben von ethisch konnotierten Konflikten sich nicht automatisch eine ethische Sensibilität ableiten lässt, sondern auch nach weiteren Hintergründen des Erlebten gefragt werden kann. Das, was als ethischer Konflikt wahrgenommen wird, kann sich aufgrund dieser subjektiven Komponente stark unterscheiden, was sich auch in den Befragungen mit unterschiedlichen Berufsgruppen im Vergleich spiegelt (Neitzke, 2011; Rester et al., 2017; Sauer, 2015). Ein solcher

Konflikt kann nun zu Belastungen führen, die sich in einer psychischen Stressreaktion manifestieren und im schlimmsten Fall bis zu einer Burnout Symptomatik führen kann (Kleinchnecht-Dolf, 2015, S. 125–126). Dies wird in der Literatur aufgrund des Zusammenhangs mit ethischen Problemen oder Dilemmata als Moral Distress oder Moralischer Stress beschrieben.

Die Definition für ethische, oder ethisch-moralische Konflikte ist wie im vorherigen Abschnitt dargelegt, individuell unterschiedlich. Um nun zu erfassen, welche Konflikte und Konfliktursachen tatsächlich erlebt werden, wurde in den Befragungen teilweise eine Definition als gemeinsame Basis hinterlegt. So definiert Sauer (2015) in seiner Befragung ethische Konflikte als eine Belastung, die aufgrund konfligierender moralischer Überzeugungen entstehen. Diese führen entweder zu einem intrapersonellen Konflikt, mit Zweifeln an der eigenen pflegerisch-medizinischen Alltagspraxis oder zu einem interpersonellen Konflikt, das heißt mit Kollegen der eigenen oder fremden Berufsgruppe. (Sauer, 2015, S. 126) Bedeutsam werden diese Konflikte vor allem jedoch, durch die daraus resultierenden Belastungen, die als Hinweise auf einen moralischen Stress verstanden werden können. Dass diese Konflikte regelmäßig im Klinikalltag vorkommen, wird durch Befragungen klar belegt und zieht sich auch durch verschiedene an der Patientenversorgung beteiligten Berufsgruppen. So ergab die Befragung von Neitzke (2011) an der Medizinischen Hochschule Hannover, dass 90,1% aller Befragten aus verschiedensten Berufsgruppen im zurückliegenden Jahr ethische Konflikte erlebt haben, bei den Pflegenden waren es sogar 93,1%, wobei etwa die Hälfte sogar angab diese wöchentlich zu erleben. (Neitzke, 2011, S. 62) Bei Sauer gaben 41,4% der Pflegenden an intrapersonelle Konflikte wöchentlich oder mit 28,6% sogar täglich zu erleben (Sauer, 2015, S. 127). Am häufigsten erlebten die befragten Pflegenden die Konfliktthemen: *Leben künstlich verlängern* (52,9%), *Aufklärung von PatientInnen* (52%), *Wahrung der Menschenwürde* (49,8%), *Sterbenlassen* (41,5%), *allgemeiner/ alltäglicher Umgang* (41,4%), *Patientenwille/ Selbstbestimmung und Aufklärung von Angehörigen* (je 39,4%). (Neitzke, 2011, S. 68–69) Bei Sauer ergab sich ein ähnliches Ranking mit dem Konfliktthemen *Sinnlose Lebensverlängerung* und *inkonsequente Therapieentscheidungen* an der Spitze, gefolgt von *Sinnlosem Leiden, Unzureichende Patientenaufklärung, Wahrung der Menschenwürde, Unzureichende Aufklärung von Betreuern, Bevollmächtigten oder Angehörigen* und *Wahrung der Patientenselbstbestimmung* (Sauer, 2015, S. 128). Was bei diesen Befragungen auffällt, ist, dass grundsätzlich Konflikte, die im Zusammenhang mit Therapieentscheidungen auftreten, besonders häufig genannt wurden. Ein klein wenig anders stellt sich das Bild bei der Studie von Rester et al. (2017) dar. Hier gaben die Pflegenden als häufigsten Konflikt den *Umgang mit verwirrten Menschen* an. 57% der Befragten gaben dies mit *häufig auftretend* an. Auf den nachfolgenden Plätzen verhält es sich jedoch dann wieder ähnlich wie bei Neitzke und Sauer. Es folgen die Konfliktthemen *Nichtakzeptieren eines Sterbeprozesses* (55,7% häufig erlebt), *künstlich verlängertes Leben*

(55,2% häufig erlebt), *unklarer Patientenwillen* (49,2% häufig erlebt) und *Menschenwürde* (46,2% häufig erlebt). Auch in diesem Fall wurden also Konflikte im Zusammenhang mit Therapieentscheidungen insgesamt besonders häufig angegeben. (Rester et al., 2017, S. 6) 30,6% der Pflegekräfte gaben an durch ethische Konflikte hoch, bzw. 60,8% mittel stark belastet zu werden (Neitzke, 2011, S. 63). Bei Sauer gaben 43,4% eine hohe, 13,2% sogar eine sehr hohe Belastung an und bei Rester et al. waren dies 16,5% (Rester et al., 2017, S. 6; Sauer, 2015, S. 127). Die Befragung von Neitzke unterscheidet in der Fragestellung zudem zwischen besonders häufig auftretenden Problemen und im besonderen Maße belastenden Konflikten, was nicht zwangsläufig dieselben sein müssen. Häufig auftretende Probleme wurden somit nicht unbedingt auch als schwerwiegend eingeordnet. Als im besonderen Maße als schwerwiegend, also belastend, erlebt wurden von den Pflegekräften die Konflikte *Leben künstlich verlängern* mit 72,5%, *Sterbenlassen* mit 63,1% und *Qualität der medizinischen Versorgung* mit 58,2%. (Neitzke, 2011, S. 68–69) Daraus folgt, wenn der Fokus nicht auf die Häufigkeit des Erlebens der Konflikte, sondern auf deren subjektive Belastung gelegt wird, verschiebt sich der Fokus noch stärker in Richtung der mit Therapieentscheidungen zusammenhängenden Konfliktbereiche.

Wird nach den vermuteten Ursachen dafür, dass sich die ethischen Probleme erst zu Konflikten verstetigen konnten gefragt, geben Pflegende vor allem *Zeitmangel* (56%), *Hierarchiekonflikte* (54,3%), *Mangelnde Sensibilität* (53,1%), *Unklare Entscheidungsfindung* (49,1%) und *Kommunikationsprobleme im Team* (46,3%) an. (Neitzke, 2011, S. 70–71). Bei Sauer hingegen wurden vor allem *Unklare Verfahren der Entscheidungsfindung, Mangelnde ethische Kompetenz der Ärzte, Zeit- bzw. Personalmangel, Hierarchische Strukturen, Kommunikationsprobleme mit Ärzten* und *Mangelnde Sensibilität* genannt. (Sauer, 2015, S. 129) Wird nun auch nach beteiligten Personengruppen gefragt, so wird von Pflegenden am häufigsten von Konflikten mit *anderen Berufsgruppen* berichtet (51,5%), vor allem mit *Vorgesetzten anderer Berufsgruppen* (49%) und hierbei in erster Linie mit *ärztlichen KollegInnen/ Vorgesetzten*. Erst danach folgen Probleme mit *Angehörigen* (39,1%), *PatientInnen* (36,5%), untereinander *im Team* (39,1%), sowie *Vorgesetzte* der eigenen Berufsgruppe (18,2%). (Neitzke, 2011, S. 69) Bei Sauer wurden am häufigsten die *Kollegen/ Kolleginnen medizinischer Dienst, Kollegen/ Kolleginnen Pflegedienst* und *Vorgesetzter medizinischer Dienst* genannt. Auch hier spielten *PatientInnen oder deren Angehörige und Vertreter* eine nachgeordnete Rolle. (Sauer, 2011, S. 56)

Dieser Befund weist erneut auf interne Hintergründe von ethischen Konflikten hin und weniger auf deren zugrundeliegenden ethischen Herausforderungen. Natürlich geben die ethischen Probleme oder Fragestellungen einen Rahmen vor, in denen sich dann wiederum Konflikte zu bilden scheinen. Die Art der Konflikte und die Häufigkeit, mit der diese auftreten, zeigen in den drei Befragungen deutliche Parallelen auf und unterscheiden sich nur in

Details. Was diese Befragungen außerdem als Gemeinsamkeit verbindet, ist, dass in diesen zwar nach beteiligten Personen und vermuteten Ursachen, jedoch nicht nach weitergehenden begünstigenden Faktoren und Hintergründe gefragt wurde. Die klinischen Situationen, sprich die ethisch-moralischen Problem- oder Fragestellungen als ursächliche Grundlage eines ethischen Konfliktes, sind für den allgemeinen klinischen Bereich gut erforscht. Welche Faktoren nun aber zu einem Konflikterleben, einem tatsächlichen Erleiden von MD beitragen, wird damit nicht ausreichend beantwortet. In der internationalen Forschung hingegen wird der MD und deren begünstigenden Faktoren schon seit geraumer Zeit intensiv hinterfragt. Sowohl ethisch-moralische Konflikte, als auch das konkrete Erleben und die damit zusammenhängenden Belastungen werden hierbei detailliert beschrieben. Warum und bei wem nun diese Konflikte zu einer psychischen Belastung in Form eines moralischen Stresses oder MD führen, ist häufig Gegenstand diverser Forschungsarbeiten. Diese können im folgenden Kapitel auch nicht vollständig, sondern nur in einer repräsentativen Auswahl wiedergegeben werden.

2.2 Moral Distress

Regelmäßig auftretende ethisch-moralische Konflikte werden mit dem Erleben von Moral Distress oder Moralischem Stress assoziiert. Der Begriff Moral Distress wird hier vor allem im Zusammenhang mit empirischen Erkenntnissen genutzt, in denen das valide Instrument des Moral Distress Score (MDS) oder der Moral Distress Thermometer (MDT) verwendet wurde (Corley, Elswick, Gorman & Clor, 2001; Corley, Minick, Elswick & Jacobs, 2005; Dyo, Kalowes & Devries, 2016; Meltzer & Huchabay, 2004; Whitehead, Herbertson, Hamric, Epstein & Fisher, 2015; Wocial & Weaver, 2013). Im Deutschsprachigen Raum wurde erst kürzlich eine Übersetzung des MDS eingeführt und im deutschsprachigen Teil der Schweiz aufwendig getestet (Kleinknecht-Dolf et al., 2015). Die meisten Befragungen im deutschsprachigen Raum orientieren sich grundsätzlich am Aufbau des MDS, jedoch ohne die Verwendung einer nummerischen Skalierung für den Schweregrad der einzelnen Belastungssituationen. Im MDS werden hingegen Punkte für Belastungssituationen und dem jeweiligen Belastungsausmaß vergeben und schließlich zu einem Gesamtscore aufsummiert. In den deutschsprachigen Studien werden jedoch überwiegend vor allem mögliche Konflikturssachen abgefragt und die daraus resultierenden Belastungen allgemein erfragt. (Neitzke, 2011; Rester et al., 2017; Sauer, 2015) Für Beschreibungen und Darstellungen, die sich auf diese Arbeiten beziehen, werden daher im Folgenden vor allem die Begriffe moralischer Stress oder Hinweis auf MD verwendet. Hintergrund ist, dass diese Fragebögen zwar eine Testung und Validierung durchlaufen haben, jedoch nicht hinsichtlich der Zuverlässigkeit auf die Erfassung von MD, wie dieser vor allem im englischsprachigen Raum definiert und getestet wurde.

Jamton definierte das Phänomen des Moral Distress bereits 1984 sinngemäß als negative, belastende Gefühle, die entstehen, wenn einer Person die ethisch-moralisch richtige Handlungsweise in einer spezifischen Situation bewusst ist, diese aber, aufgrund von institutionellen oder hierarchisch begründeten Vorgaben, nicht entsprechend handeln kann (Jamton 1984 in Wöhlke & Wiesemann, 2016, S. 281). Das Modell des MD nach Barlem und Ramos (2015) beschreibt als Erweiterung zur ursprünglichen Definition diesen als ein Gefühl von Machtlosigkeit, das aufgrund von Machtkämpfen in den einzelnen „Micro-Spaces of action" entsteht. Die Autorinnen verstehen unter diesen „Micro-Spaces of action", die einzelnen Alltagssituationen der Patientenversorgungen und die Interaktionen der beteiligten Personen darin. Aufgrund einer ungünstigen Verkettung von Ereignissen, auf Basis von Machtkonflikten und anderen Faktoren, wird die betroffene Person dazu gebracht Vorgaben, die nicht deren Überzeugungen entsprechen, zu akzeptieren. Dies führt dazu, dass deren Widerstandskräfte reduziert werden und damit die Option eines moralischen Handelns, im Sinne der eigenen Überzeugungen, nicht mehr zulässt. Dieser Mechanismus beeinträchtigt den Prozess der ethischen Reflexion, beeinträchtigt vor allem aber die Advokat-Funktion der Pflegenden und damit auch deren moralische Sensibilität. Hierdurch wird den Pflegenden ihre Fähigkeit zur ethischen und berufspolitischen Selbstverwirklichung genommen, was sich wiederum in einer Reihe von physischen und psychischen Reaktionen, sowie spezifischen Verhaltensweisen manifestiert. (Barlem & Ramos, 2015, S. 612)

Das Erleben eines solchen MD entsteht somit als Folge eines Konflikts, der sich auf sehr unterschiedliche Weise auf die betroffene Person auswirken kann, so wie sich auch die auslösenden Faktoren für diese Konflikte recht unterschiedlich darstellen können. Schließlich lässt sich aus der Definition von Jamton bereits der Faktor der individuellen Persönlichkeit und den ethisch-moralischen Überzeugungen des Handelnden, als auch diesen Überzeugungen gegenüberstehende Präferenzen einer weiteren Person oder Institution herauslesen. Diese sich widersprechenden Positionen treffen nun auf eine grundsätzlich ethisch-moralisch belastete Konfliktsituation, wie beispielsweise Therapieentscheidung am Lebensende ohne vorliegende Patientenverfügung oder unklare Willensäußerungen des/der PatientIn. Dementsprechend lassen sich die in der Literatur nachgewiesen Ursachen auch als ein Dreiklang von begünstigenden und auslösenden Faktoren unterteilen: Intrinsische Faktoren, Extrinsische Faktoren und die auslösende klinische Situation. (Mealer & Moss, 2016, S. 1616) Für den empirischen Nachweis eines MD wurde vor allem international in erster Linie das Instrument der Moral Distress Scale (MDC) angewandt, welches als gut gelesetes, valides Instrument anerkannt ist (Corley et al., 2001). Mithilfe dieses Instruments werden sowohl Ursachen/ Faktoren, die mit einem MD assoziiert werden erfasst, als auch die Häufigkeit und Intensität dieses Erlebens. (Corley et al., 2001; Corley et al., 2005; Dodek et al., 2016; Dyo et al., 2016; Leggett, Wasson, Sinacore & Gamelli, 2013; Meltzer &

Huchabay, 2004; Whitehead et al., 2015; Wocial & Weaver, 2013) Bei den in den nachfolgenden Literaturüberblick wiedergegebenen Studienergebnissen, handelt es sich dennoch
um Forschungen mit sehr unterschiedlich gestalteten Studiendesigns. Zum Teil wurden allgemein Pflegekräfte von verschiedenen Fachabteilungen, teilweise gezielt bestimmte
Fachabteilungen, wie etwa die Pflegenden einer oder mehrerer ICUs befragt. Gelegentlich
wurden außerdem weitere Berufsgruppen, die in die Versorgung und Betreuung von PatientInnen direkt involviert sind mit befragt, wie etwa ÄrztInnen, aber auch weitere Berufsgruppen, wie PflegehelferInnen oder PhysiotherapeutInnen. Bei der Darstellung der Ergebnisse liegt der Fokus jedoch auf den Pflegenden. In die Literaturanalyse eingeschlossen
wurden allerdings ausschließlich Studien aus dem akut-klinischen Bereich. Eine der Befragungen fand parallel in mehreren Settings statt, auch außerhalb des akut-klinischen Bereichs und wurde auch mit einbezogen. Die Bereiche Psychiatrie, ambulante Pflege und
stationäre (Alten-) Pflege wurden hierbei zwecks besserer Vergleichbarkeit nicht berücksichtigt. Der überwiegende Teil der Forschungsarbeiten wurden im englischsprachigen o-
der europäischen Raum durchgeführt, einige wenige auch in der Schweiz, Österreich und
Deutschland. Daher ist einschränkend festzuhalten, dass die Ergebnisse natürlich nicht
eins zu eins auf die Situation in Deutschland übertragbar sind, allein schon aufgrund der
unterschiedlichen Voraussetzungen für Ausbildungen, erworbener Kompetenzen und konkreter pflegerischer Tätigkeiten in den jeweiligen Ländern. Die Darstellung der in der Literatur gefundenen Ergebnisse richtet sich nach der von Mealer und Moss für den ICU Bereich ermittelten Faktorengruppierung von Intrinsischen, Extrinsischen, sowie durch die klinische Situation getriggerte Faktoren. Ferner werden, die in der Literatur belegten Folgen
des MD aufgezeigt und um Überlegungen zur Prävention von MD und vor allem deren negativer Auswirkungen ergänzt

2.2.1 Intrinsische Faktoren

Mealer und Moss (2016) ermittelten in ihrer Übersichtsarbeit zum MD bei Pflegekräften im
Intensivbereich verschiedene Aspekte der individuellen Persönlichkeit, die in unmittelbaren
Zusammenhang mit dem Erleben von MD stehen. Diese spezifischen Persönlichkeitsmerk-
male sollen Gründe dafür sein, dass die jeweilige Person nicht adäquat auf das Erleben
von ethisch-moralischen Konfliktsituationen reagieren kann, was zum Erleben eines MD
führt. Diese Merkmale bestehen demnach vor allem aus einem Mangel an Selbstbewusstsein, vorherrschende Angst, mangelndes Coping im Zusammenhang mit dem Erleben von
ethischen Konflikten, sowie damit ebenso zusammenhängende Religiöse oder Spirituelle
Konflikte. (Mealer & Moss, 2016, S. 1615–1616) Dementsprechend spiegelt sich dies im
Verhalten von Menschen, die einen MD erleben. Typischerweise kommt es zu sehr deutlichen verbalen oder nonverbalen Anzeichen von Ärger, Frustration, Selbstironie und Selbst-
entwertung (Barlem & Ramos, 2015, S. 609). Diese Merkmale treten aber auch im Zusammenhang mit einem Burnout auf. Nach Maslach et al. wird nämlich die Symptomatik eines

Burnouts in einer zunehmenden emotionalen Erschöpfung, Dehumanisierung, sowie einer negativen Einschätzung der persönlichen Leistungskompetenz sichtbar. Als Folge daraus wird das Erleben einer erfolgreichen Bewältigung von Arbeitsaufgaben immer seltener und die damit verbundene berufliche Zufriedenheit nimmt im weiteren Verlauf immer mehr ab. (Maslach et al. 1996 in Kessler, 2008, S. 513) MD und Burnout können somit unmittelbar zusammenhängen. (Meltzer & Huchabay, 2004, S. 205–206)

Diese Ähnlichkeiten und Zusammenhänge zeigen sich in weiteren Studien. In einer qualitativen Befragung von Schweizer Pflegekräften wurden etwa, als eine wesentliche Ursache für das Erleben eines MD, *Zweifel in die eigene Fachkompetenz* ermittelt, was somit den Befund von Mealer und Moss bestätigt. Die Fähigkeit auf die Konfliktsituationen nicht gestresst zu reagieren, hängt dieser Befragung nach außerdem von weiteren Faktoren ab, etwa von der individuellen aktuellen Befindlichkeit, der generellen persönlichen Belastung innerhalb und außerhalb des Berufslebens, dem Ausmaß des bisher erlebten Stresses, sowie dem Gefühl des unter allgemeinen *Arbeitsdruck- Stehens*. Die Interviewten berichteten auch teilweise davon, sich bei häufigem Stresserleben innerlich zunehmend abzugrenzen oder dass sich als Folge des häufigen Erlebens dieser Konflikte, der Stress noch verstärkte. (Kleinchnecht-Dolf, 2015, S. 124)

Der Einfluss oder Korrelationen des Geschlechts und anderer demographische Faktoren auf das Erleben von MD stellte sich in den einzelnen Studien hingegen recht unterschiedlich dar. Bei Dyo et al. (2016) wurde für Männer teilweise ein signifikant höherer Wert beim Instrument der Moral Distress Scale ermittelt. Allerdings nur beim Vergleich von moderater und großer Häufigkeit des Erlebens von MD. Gleichzeitig hatten jedoch die Faktoren Alter, Geschlecht und Bildungsstatus keinerlei Einfluss auf den Gesamtscore, der sich aus der Häufigkeit und der Belastung durch MD zusammensetzte. (Dyo et al., 2016, S. 45) Im Gegensatz dazu konnten Corley und Minick (2005) in ihrer Befragung eine negative Korrelation von Alter und der Intensität des erlebten MD nachweisen. Das bedeutet, dass ältere Pflegekräfte zwar im gleichen Ausmaße und Häufigkeit MD erleben, aber dies als weniger belastend empfanden, als die jüngeren KollegInnen. (Corley et al., 2005, S. 386) Bei Dodek et al. (2016) hingegen konnte ein solcher Zusammenhang bei deren Befragung im Intensivbereich nicht für die Pflegenden, aber bei anderen Berufsgruppen nachgewiesen werden. In dieser Studie wurden alle im Intensivbereich und direkt in die Patientenversorgung involvierten Berufsgruppen angesprochen. Die Berufserfahrung hingegen korrelierte speziell bei Pflegekräften mit dem Erleben von MD und widerspricht damit den meisten anderen Befunden: je erfahrener, desto höher der Score des MDS. (Dodek et al., 2016, S. 179) Dem Faktor Bildung wird in machen Befragungen ebenso ein signifikanter Effekt zugeordnet. Bei Meltzer und Huchabay (2004) konnte im Intensivbereich für Pflegekräfte mit einem Bachelo-

rabschluss im Vergleich zu KollegInnen mit abgeschlossener Berufsausbildung eine wesentlich stärkere individuelle Belastung durch MD nachgewiesen werden. (Meltzer &
Huchabay, 2004, S. 205–206) Ähnliche Befunde ergaben die Studien von Veer et al. (2013)
und Whitehead et al. (2015). Hier zeigte sich ein grundsätzlich stärkeres Erleben von MD
je höher sich das Qualifikationsniveau der Pflegekräfte einordnen ließ. Auch spezifische
Wissenszuwächse, wie etwa die Teilnahme an Weiterbildungen zum Thema End-of-life-
care, können mit einem höheren MDS Score assoziiert werden. (Veer, Francke, Struijs &
Willems, 2013, S. 105; Whitehead et al., 2015, S. 120) Keinen Einfluss dagegen hatten in
verschiedenen Befragungen die Anzahl, der in der jeweiligen Einrichtung verbrachten Arbeitsjahre (Rathert, May & Chung, 2016, S. 44–46; Veer et al., 2013, S. 106; Whitehead et
al., 2015, S. 120), Anzahl der Arbeitsjahre oder Berufserfahrung allgemein (Veer et al.,
2013, S. 106; Whitehead et al., 2015, S. 120), Alter, Geschlecht und berufliche Position auf
das Erleben oder Ausmaß von MD (Veer et al., 2013, S. 106). Überraschenderweise ergab
die Befragung von Veer et al. (2013) außerdem bei Pflegenden einen Zusammenhang von
Arbeitsumfang und MD. Pflegenden mit mindestens 30 Wochenstunden und mehr hatten
einen geringeren MD, als Pflegende mit weniger Arbeitsstunden. Der beeinflussende Faktor
Arbeit in Teilzeit, konnte in einer weitergehenden Analyse dieser Befragung zusammen mit
den drei Faktoren höherer Arbeitsbedingter Stress, weniger Zufriedenheit mit der Möglichkeit des kollegialen Austauschs und einem instrumentellen Führungsstil der Vorgesetzten,
21% der Differenzen bei den Ausprägungen des erlebten MD erklären. Diese vier Faktoren
führten also in Kombination zu einem signifikant stärkeren Erleben des Phänomens. (Veer
et al., 2013, S. 106)

2.2.2 Extrinsische Faktoren

Bei dieser zuletzt aufgeführten Befragung konnten somit mehrere extrinsische Faktoren als
ganz wesentliche Einflussfaktoren ermittelt werden. Speziell für den Bereich der ICU Pflege
haben Mealer und Moss (2016) mangelnde Kollegialität, hierarchische Strukturen,
schlechte Kommunikation, schlechte Personalbesetzung und eine den eigenen Überzeugungen zuwiderlaufende restriktive Unternehmenspolitik ausgemacht. (Mealer & Moss,
2016, S. 1616) Der Faktor schlechte Personalbesetzung, im quantitativen und/ oder quali-
tativen Sinne ist mit einer schlechteren Patientenversorgung und Patientengefährdung assoziiert und wird daher sehr häufig in den Untersuchungen, quer durch verschiedenste Settings und Arbeitsbereiche als wesentliche Ursache von MD genannt (Barandun Schafer,
Ulrich, Meyer-Zehnder & Frei, 2015, S. 323; Corley et al., 2001, S. 253; Corley et al., 2005,
S. 386; Kleinknecht-Dolf et al., 2015, S. 81–82; Veer et al., 2013, S. 104–105). Damit zu-
sammenhängend wird teilweise auch ein hoher arbeitsbedingter Stress genannt. Dies wiederum hat Auswirkungen auf die wahrgenommene Versorgungsqualität, Arbeitszufriedenheit und kann damit schlussendlich direkt und indirekt einen MD verursachen (Kleinchnecht-
Dolf, 2015, S. 122; Veer et al., 2013, S. 106). Die nicht gesicherte Patientenversorgung

aufgrund von äußeren Einflüssen spielt hierbei eine ganz wesentliche Rolle. Wie dargelegt, ist diese unter anderem mit einem Personalmangel verknüpft. Für diesen Zustand werden teilweise finanziell-ökonomische Zwänge und Einflussnahmen von Vorgesetzten oder der Institution verantwortlich gemacht. So berichteten die in der Befragung von Kleinknecht-Dolf teilnehmenden Abteilungsleitungen von einem Kostendruck, aus dem wiederum Personalknappheit resultiere. Überhaupt nimmt der Faktor Kosten und Kostenreduktion einen immer wichtigeren Stellenwert ein und führt so zu einem zunehmenden Druck, der etwa in Zielvorgaben einer zur erreichenden Bettenbelegungsquote zum Vorschein kommt. Daraus erfolgt ein grundsätzlicher Konflikt, der auch zu stressbedingt zunehmenden Krankheitsausfällen führt, was einen kurzfristigen Personalmangel zur Folge hat und damit die Frage aufwirft, was für das Unternehmen wichtiger ist: eine gute pflegerische Versorgung der PatientInnen oder die Erreichung der vorgegebenen Bettenbelegung. (Kleinchnecht-Dolf, 2015, S. 122; Kleinknecht-Dolf et al., 2015, S. 81–82)

Dass arbeitsbedingter Stress negativ auf die Arbeitszufriedenheit einwirkt, ist wenig überraschend. Gleichzeitig steigt mit der sinkenden Zufriedenheit umgekehrt der MD an. Auch bei Veer et al. (2013) lässt sich dieser Zusammenhang nachweisen, da Pflegende, die angaben, weniger Zeit für ihre Patienten zu haben, einen höheren Score des MDS aufwiesen. Dieser stieg ferner an, wenn der Eindruck entstand, dass die Versorgung der PatientInnen durch die KollegInnen mit einer schlechteren Qualität durchgeführt wurde. Die Möglichkeiten einer persönlichen Entwicklung, mit der Gelegenheit eines regelmäßigen kollegialen Austauschs und professioneller Autonomie spielte ebenso eine Rolle, wie auch der Führungsstil der direkten Vorgesetzten. (Veer et al., 2013, S. 104–105) Ferner wurde von Pflegekräften vereinzelt berichtet, dass die oftmals noch sehr hierarchisch geprägten Organisationsstrukturen der ärztlichen Teams eine Belastung darstellten. So sei eine Folge dieser Strukturen eine unzureichende Einarbeitung von noch unerfahrenen ÄrztInnen, was bei den Pflegekräften zu einer informellen Verantwortungsübergabe führt, um Schäden vom Patienten abzuwenden. Diese gefühlte Verantwortung dafür, Fehler bei der medizinischen Diagnostik und Therapie zu verhindern, kann einen weiteren wesentlichen Risikofaktor für das Erleben von MD darstellen. (Kleinchnecht-Dolf, 2015, S. 122–123)

Die Arbeitsumgebung wirkte schlussendlich in vielerlei Hinsicht auf das alltägliche Erleben ein. Neben den direkten Faktoren der KollegInnen und andere kooperierende Berufsgruppen, ist es jedoch auch das Unternehmen, das auf Basis von Entscheidungen und Weisungen das Arbeitsklima ganz wesentlich bestimmen können und damit auch das Erleben von MD. Dazu gehören wie zuvor schon erwähnt ökonomisch motivierte Eingriffe, etwa im Sinne der quantitativen Personalausstattung. Whitehead et al. (2015) konnten jedoch auch eine negative Korrelation von Ethischem Klima und MDS nachweisen. Das heißt je stärker das Arbeitsklima als ethisch-gut wahrgenommen wurde, desto geringer fiel der MDS Score aus

(Whitehead et al., 2015, S. 120–122). Gemeint ist damit, dass eine klare ethische Ausrichtung und ethische Orientierungshilfen durch das Unternehmen dabei helfen, mit ethisch-moralischen Konfliktsituationen umgehen zu können. Eine solche ethisch geprägte Arbeitsumgebung hat in erster Linie das Potential, einer zu starken Belastung durch das Erleben von MD vorzubeugen und so auch die negativen Folgen des MD teilweise zu präventieren. Die Häufigkeit des Erlebens von MD bleibt davon jedoch unberührt. (Corley et al., 2005, S. 386) Dies erscheint wiederum äußerst plausibel. Schließlich sind es im Grunde genommen drei wesentlich beeinflussende Faktorengruppen, die die Häufigkeit und Intensität des Erlebens von MD maßgeblich bestimmen. Neben den eingangs beschriebenen persönlichen, intrinsischen Faktoren und den extrinsischen Beeinflussungen durch die Arbeitsumgebung und Arbeitsbedingungen, ist es außerdem die dritte Gruppe, die auslösenden klinischen Situationen, die damit auch ganz wesentlich das Erleben determinieren.

2.2.3 Auslösende Klinische Situationen

Wenn von klinisch auslösenden Situationen als ganz wesentlicher Faktor für das Erleben von MD gesprochen wird, impliziert dies, dass die Häufigkeit von ethisch-moralischen Konflikten bei Therapie und Pflege von PatientInnen mit darüber bestimmt, dass ein MD erlebt wird. Tatsächlich korreliert die Häufigkeit von berichteten ethischen Dilemmata und Konflikten signifikant positiv mit dem Erleben von MD (Rathert et al., 2016, S. 44–46). Dass diese Konflikte eine Belastung darstellen können, ist aus den Schilderungen in Kapitel 3.1 zu ethisch-moralischen Konflikten ersichtlich und auch empirisch belegt (Kleinknecht-Dolf et al., 2015; Neitzke, 2011; Sauer, 2015). Diese auftretenden Konflikte müssen jedoch nicht immer auch im selben Maße belastend für die an Therapie und Pflege beteiligten Personen sein. Als im besonderen Maße belastend oder als generelle Ursache für einen MD wurden spezifisch im intensivpflegerischen Bereich die Konfliktthemen sinnlose Behandlung, inadäquate Versorgung, inadäquate Schmerzeinstellung, mangelnde fachliche Kompetenz bei KollegInnen, plötzlich eintretender Tod und das Wecken falscher Hoffnungen bei infauster Prognose ermittelt. (Mealer & Moss, 2016, S. 1616)

Es fällt auf, dass in den einzelnen Befragungen Aspekte, wie die als sinnlos wahrgenommene Therapie oder das Durchführen von Maßnahmen, von deren Sinnhaftigkeit die Pflegenden nicht überzeugt waren, bzw. den Willensäußerungen des/ der PatientIn widersprachen, ein besonders problematisches Konfliktfeld darstellen und zu einem massiven Erleben von MD führen können. Es wird in dem Zusammenhang unter anderem von einem Gefühl der Machtlosigkeit berichtet. (Albisser Schleger, Pargger & Reiter-Theil, 2008, S. 71; Corley et al., 2001, S. 253; Kleinchnecht-Dolf, 2015, S. 123; Veer et al., 2013, S. 104) Die Angehörigen werden in den meisten Kontexten nicht als wesentliche Konfliktursache genannt. Dieser Aspekt wird vor allem dann im intensivmedizinischen Bereich hervorgehoben, wenn etwa lebenserhaltende Maßnahmen allein auf Wunsch der Familie fortgeführt werden. (Dyo et al., 2016, S. 45; Whitehead et al., 2015, S. 120). Andere berichten auch von Distress Auslösern wie Diskrepanzen der Wünsche zwischen Familie und PatientIn bezüglich Therapieentscheidungen. Ebenso als wesentlich und belastend beschrieben wurden Situationen, in denen PatientInnen noch nicht vollständig oder gar nicht über deren aktuelle Situation aufgeklärt wurden. Diese PatientInnen forderten dann bei den Pflegenden Informationen über ihren Zustand oder Therapieverlauf ein, die diese aber nicht weitergeben durften und so die PatientInnen im Unklaren lassen mussten. (Veer, Francke, Struijs & Willems, 2013, S. 104–105) Teilweise wurde auch von Stressreaktionen auf den Wunsch von PatientInnen nach aktiver Sterbehilfe berichtet. Dieses Problem wurde zwar sehr selten erlebt, dafür jedoch als am belastendsten beschrieben. (Corley et al., 2005, S. 386) Bei Dodek et al. wurden im Intensivbereich Situationen, die zu MD führten, von Pflegenden wesentlich häufiger berichtet, als von ÄrztInnen (Dodek et al., 2016), wobei die höchsten MDS Werte mit den Problemfeldern Kostenkontrolle und End-of-life Care korrelierten (Dyo et al., 2016, S. 45). Ein weiteres Problemfeld, aus denen ethisch-moralische Konflikte entstehen und als Folge ein MD erlebt wird, betrifft die im klinischen Bereich vor allem auf ärztlicher Seite vorherrschende hierarchische Struktur. So kommt es aufgrund dieser ausgeprägten Hierarchie von Assistenz-, Ober- und ChefärztInnen regelmäßig zu unterschiedlichen Einschätzungen von Therapieverläufen und damit Therapieentscheidungen. Die Folge sind unterschiedliche, sich widersprechende Anweisungen an die Pflegenden und damit verbundene Kommunikationsprobleme. (Kleinchnecht-Dolf, 2015, S. 123–124)

2.2.4 Folgen von Moral Distress

Die Folgen dieses immer wiederkehrenden Stresserlebens können erheblich sein. Eine der am klarsten belegten Konsequenzen von erlebtem MD, vor allem wenn dieser mit einer erheblichen individuellen Belastungsreaktion einhergeht, ist die Neigung zum Stellen- oder gar Berufswechsel. So war bei den von Whitehead et al. (2015) Befragten der MDS Score signifikant höher bei jenen, die sich momentan überlegen die Arbeitsstelle zu wechseln. Dieser war auch bei denjenigen signifikant höher, die zuvor schon einmal die Stelle gewechselt hatten. Auf der anderen Seite hatten Mitarbeiter, die bislang noch nie in Erwägung gezogen hatten den Job zu wechseln, die niedrigsten MDS Werte. (Whitehead et al., 2015, S. 120–122) Bei Dodek et al. (2016) gaben im ICU Bereich 52% der Pflegenden an, ihre Arbeitsstelle schon einmal aufgrund von MD gekündigt zu haben und 18% der Befragten ziehen dies aktuell in Erwägung (Dodek et al., 2016, S. 179). Ähnlich verhielt es sich bei weiteren Befragungen. Dabei wurden Verletzungen der moralischen Integrität als Grund für bereits erfolgte Stellenwechsel angeführt (Kleinchnecht-Dolf, 2015, S. 126) und nachgewiesen, dass je häufiger MD erlebt wurde, desto eher auch der Wunsch nach einem Arbeitsplatzwechsel bestand (Dyo et al., 2016, S. 45). Auch bei der Testung eines vereinfachten Instrumentes zum MD in Form einer zehnstufigen Skala, Moral Distress Thermometer

(MDT) genannt, zeigte sich dieser Effekt. Je höher der Wert auf dieser Skala angegeben wurde, desto größer der MD. Pflegekräfte, die nie in Erwägung gezogen hatten die Stelle zu wechseln, gaben einen geringeren Wert auf der zehnstufigen Distress Skala an, im Vergleich zu jenen, die bereits die Stelle gewechselt hatten. Eine Gegenüberstellung mit den Werten des parallel aufgefüllten MDS Score ergab den gleichen signifikanten Zusammenhang. (Wocial & Weaver, 2013, S. 171)

Nun wirkt der Wunsch nach beruflicher Veränderung, aufgrund des häufigen und intensiven Erlebens von einem solch belastenden Stress, zunächst einmal plausibel. Um den Wirkmechanismus dahinter aber nachzuvollziehen, kann exemplarisch die qualitative Befragung von Kleinknecht-Dolf (2015) in der Schweiz herangezogen werden. In dieser berichteten Pflegekräfte unter anderem von einem hohen, zunehmenden Administrations- und Dokumentationsaufwand. Dieser sei laut der Pflegenden mit einem Zeitverlust verbunden, Zeit, die nun nicht mehr der direkten Patientenversorgung zur Verfügung stand. Die Folge war, dass nicht mehr bei allen das gewünschte Qualitätsniveau der Versorgung erreicht werden konnte, da es aufgrund von Zeitmangel zu einer Prioritätensetzung bei der Pflege der PatientInnen kam. Konkret wurde davon berichtet, dass Abstriche gemacht werden mussten, bei Gesprächen, aber auch Pflegemaßnahmen zur Prävention und Aktivierung, bei der Körper- und Mundpflege, sowie der eigentlich so immens wichtigen Mobilisation von in der Mobilität eingeschränkten PatientInnen. (Kleinchnecht-Dolf, 2015, S. 122–123) Dass dieses Erleben zu einer beruflichen Unzufriedenheit führt, erscheint so auch nachvollziehbar. Diese und andere Mechanismen des MD Erlebens haben zudem unter Umständen weitreichende psychische Folgen. So berichteten diese Pflegenden des Weiteren von einer generellen Unzufriedenheit, Wut, Frustration, innerer Leere, Ohnmachtsgefühlen und einer Angst, aufgrund der permanent frustrierenden Erlebnisse abzustumpfen. Die Pflegenden empfanden einen Vertrauensverlust und Wut gegenüber der Institution, da sie sich von dieser allein gelassen fühlten. Es wurde teilweise von einer emotionalen Distanzierung von Pflegenden gegenüber PatientInnen beim Beziehungsaufbau berichtet. Es kam auch zu körperlichen Manifestationen des Erlebten, wie etwa dem Auftreten von Kopfschmerzen, Migräne, Schlaflosigkeit und Magen-Darm-Beschwerden bei den betroffenen Pflegekräften. Auch das Privatleben war im nachfolgenden aufgrund chronischer Erschöpfung beeinträchtigt. Aus diesem schlechten Gefühl, das sich aufgrund der als nicht befriedigend erlebten Patientenversorgung entwickelte, resultiere des Weiteren ein gestörter Schlaf, es wurden längere Erholungsphasen benötigt und es wurde ferner von Gedankenkreisen, Selbstzweifeln mit den bohrenden Fragen nach eigenen Fehlern, Selbstvorwürfen sowie einem generell schlechten Gewissen berichtet. (Kleinchnecht-Dolf, 2015, S. 125) Diese Kombination aus psychischen und physischen Reaktionen auf einen permanenten oder häufig auftretenden Distress, der alle Bereiche des Lebens durchdringen, entsprechen ziemlich genau den

Kriterien eines drohenden Burnouts, wie sie im Instrument Maslach Burnout Inventory definiert wurden. (Maslach et al. 1996 in Kessler, 2008, S. 513) Der Zusammenhang von Burnout und MD ist somit nicht nur plausibel ableitbar, sondern konnte auch in der Studie von Meltzer und Huchabay belegt werden. Bei den befragten Pflegekräften im intensivmedizinischen Bereich war die Häufigkeit von MD auslösenden Situationen signifikant positiv mit dem Faktor emotionaler Erschöpfung innerhalb der Burnout Skala assoziiert (Meltzer & Huchabay, 2004, S. 205).

Erschwerend hinzu kommt nun, dass das Arbeiten auf einer Intensivstation ohnehin aufgrund der dramatischen Ereignisse und Krankheitsverläufe mit einem hohen Stresserleben verbunden ist. So ergab eine Untersuchung von allgemeinem Stress und Burnout in Schweizer Intensivstationen einen Zusammenhang von Sterblichkeitsrate und Aufenthaltsdauer der PatientInnen mit einem höheren Burnout Risiko. Die Sterblichkeitsrate korrelierte in der Untersuchung signifikant mit einem erhöhten Burnoutrisiko. (Merlani et al., 2011, S. 1143) Ähnliche Ergebnisse traten bei Kessler (2008) auf. Dessen Befragung im Intensivmedizinischen Bereich ergab bei 33% des Pflegepersonals ein hohes Burn-out-Risiko. Als beeinflussende Faktoren wurden eine starke Arbeitsbelastung und interpersonelle Konflikte ermittelt. Ein gutes Arbeitsverhältnis zwischen Pflegenden und ÄrztInnen wirkte sich hingegen positiv auf das Ergebnis aus. Weitere negative Auswirkungen, also einem Ansteigen des Burnoutrisikos waren mit der Pflege moribunder Patienten und mit der Zahl der Entscheidungen gegen lebensverlängernde Maßnahmen verbunden. (Kessler, 2008, S. 513–514)

Dieser zuletzt genannte Stressor, der in einem erhöhten Burnout Risiko mündete, ist wiederum einer der häufigsten genannte ethisch-moralische Konflikte und einer der wichtigsten Trigger von MD. Diese Faktoren hängen somit zusammen, wobei nicht immer ganz klar ist, welcher Faktor schwerer wiegt, der generelle Stress der Intensivmedizin oder die in der Intensivmedizin besonders häufig auftretenden ethisch-moralischen Konflikten und dem daraus resultierenden MD. Zusammenfassend ließe sich also festhalten, dass auch die im Intensivbereich tätigen Arbeitskräfte verschiedener Professionen als vulnerable Personengruppen angesehen werden können. Vulnerabel in dem Sinne, dass die Arbeitsbedingungen in diesem Bereich an sich zu einem häufigeren Erleben von ethisch-moralischen Konflikten führen, damit das Risiko eines MD erhöht und dieser wiederum wahrscheinlich auch das Risiko, eines ohnehin schon erhöhten Burnout Risikos, weiter erhöht. Aufgrund der schwerwiegenden Folgen eines Burnouts, mit all seinen negativen Konsequenzen für die Gesundheit der Betroffenen und andererseits auch dem vermehrten Wunsch nach einem Arbeitsplatzwechsel bei den Betroffenen, muss es im Interesse der Pflegenden selbst und des jeweiligen Arbeitgebers liegen, dem Erleben eines MD so gut es geht vorzubeugen. Wenn dies nicht möglich ist, sollten aber zumindest die negativen Folgen minimiert werden und die Pflegenden, aber auch andere betroffenen Berufsgruppen dazu befähigt werden, Copingstrategien zum Umgang mit ethisch-moralischen Konflikten entwickeln zu können, um so einen MD zu präventieren.

2.2.5 Prävention von Moral Distress

Unter Berücksichtigung des eingangs dargelegten Dreiklangs aus intrinsischen und extrinsischen Faktoren, sowie der auslösenden klinischen Situation, lässt sich eine Intervention vor allem auf zwei Ebenen anlegen. Eine Einflussaufnahme auf das Vorkommen von ethisch-moralischen Konfliktsituationen, auf Ebene der auslösenden klinischen Situationen, erscheint kaum realistisch. Schwierige und kritische Therapieentscheidungen wird es aufgrund der im ersten Kapitel knapp umrissenen medizinischen und gesellschaftlichen Entwicklungen unweigerlich weiterhin geben und es ist davon auszugehen, dass diese in ihrer Häufigkeit eher zunehmen werden. Nun ist das Auftreten solcher Konflikte aber nicht zwangsläufig mit dem Erleben oder Erleiden eines MD verknüpft. Eine Intervention, um dieses Negativerleben zu verringern, wäre somit eher auf den Ebenen der intrinsischen und extrinsischen Faktoren zu verorten. Während Maßnahmen, die auf erstere Faktoren abzielen, vor allem die Persönlichkeitsentwicklung, das Erlernen von Coping Strategien und eine Zunahme an moralischer Kompetenz in den Vordergrund rücken würden, drehen sich Maßnahmen auf Seiten der extrinsischen Faktoren vor allem um Arbeitsbedingungen und ethische Unterstützung oder Orientierung durch die betreffenden Institutionen.

Als ganz wesentliche Grundlage für das Coping bei Auftreten eines MD beschreiben Hylton et al. (2017) die Entwicklung einer moralischen Resilienz. Diese beinhaltet die Fähigkeit des einzelnen, die eigene Integrität aufrechtzuerhalten oder wiederherzustellen, um auf moralische Komplexität, Irritation, Distress oder Rückschläge reagieren zu können. Pflegende können somit lernen positiv auf ethische Herausforderungen zu reagieren, in dem ein Reservoir an moralischer Widerstandskraft aufgebaut wird. (Hylton Rushton, Schoonover-Shoffner & Shawn Kennedy, 2017, S. 2–3) Das Erleben eines MD ist für Barlem und Ramos (2015) zunächst einmal ein normaler Vorgang, der auch notwendig für die eigene Entwicklung ist. Diese Konfrontation und die daraus resultierenden Verunsicherungen stellen demnach einen wichtigen Antrieb dar, um eine moralische Sensibilität zu entwickeln. Dabei können im unterschiedlichen Maße Gefühle des Befremdens, Unruhe oder moralisches Unwohlsein erlebt werden. Dies hat nicht zwangsläufig negative Gefühle oder negative Persönlichkeitsentwicklungen zu Folge, sondern kann die Fähigkeit zur Reflexion und moralischen Abwägung stärken, wodurch wiederum moralische Herausforderungen erst richtig wahrgenommen werden können. Werden moralische Herausforderungen erkannt, gibt es nach Barlem und Ramos zwei Möglichkeiten. Die erste Möglichkeit besteht in der Stagnation in Unsicherheit, ohne Entwicklung eines moralischen Standpunktes, Vermeidung von Problemkonfrontation oder die zweite Möglichkeit in der Entwicklung zur Fähigkeit einer moralischen Abwägung, die sich durch das Sammeln von wichtigen Informationen, dem Aufzeigen von Alternativen sowie dem Überprüfen von Beurteilungs- und moralischen Kriterien auszeichnet. Die Pflegenden werden so befähigt, Entscheidungen zu fällen, eine begründbare Position einzunehmen, dementsprechend zu handeln und die getroffenen Entscheidungen zu beurteilen oder abzuwägen. Diese Entwicklung wird vor allem durch Situationen begünstigt, in denen die Pflegekraft eine Advocacy Rolle einnehmen kann. Eine solch positiv wirksame Kaskade kann jedoch auch sehr wirksam aufgrund äußerer Beeinflussungen unterbunden werden, was eine Kettenreaktion des moralischen Distress in Gang setzt. (Barlem & Ramos, 2015, S. 611)

Inwiefern Institutionen aufgrund ihres Handelns oder Nichthandelns einen solchen Prozess negativ oder positiv beeinflussen könnten, wird anhand der Ergebnisse zu den extrinsischen Beeinflussungsfaktoren des MD deutlich. Die in Kapitel 2.2.2 dargelegten empirischen Erkenntnisse zum Zusammenhang von beispielsweise schwierigen Arbeitsbedingungen und dem Erleben von MD zeigen somit im Umkehrschluss auch schon recht deutlich Interventionsmöglichkeiten zur Prävention dieses Negativen Erlebens auf. Somit stehen Unternehmen, die dem Problem des MD vorbeugen möchten in der Pflicht, für eine ausreichende Personalbesetzung zu sorgen, quantitativ wie qualitativ. Es sollten Kommunikationsstrukturen geschaffen werden, die eine weniger hierarchische, dafür gleichberechtigte Abstimmung zwischen den Berufsgruppen ermöglichen, sowie die Zusammenarbeit zwischen diesen generell vertieft und verbessern. Wenn alle an der Patientenversorgung beteiligten Professionen das Gefühl haben, dass die grundsätzlichen Bedingungen für eine gute Versorgung und Betreuung gegeben sind, wären vermutlich viele extrinsische Einflüsse auf den komplexen Vorgang des Erlebens von MD in ihrer negativen Wirkung wesentlich abgeschwächt. So verweist beispielsweise die renommierte Pädagogin und Ethikerin Rabe (2013) auf die Wichtigkeit einer funktionierenden Dialogkultur als Bedingung für qualitativ gute Entscheidungsfindungen. Sie betont die Bedeutung von Strukturen und Prozessen, die moralisches Handeln fördern oder bremsen können. Es ist beispielsweise notwendig einen ausreichenden Raum für Besprechungszeiten zu bieten, die durch die vielerorts immer kürzer werdenden Überlappungszeiten während des Schichtwechsels gefährdet werden. Wichtig wäre es vielmehr in diesem Zeitraum regelmäßig stattfindende Stationsrunden, Fallbesprechungen oder ähnliches zu etablieren, um die Grundlagen dafür zu schaffen, auch im Notfall und unter Zeitdruck handlungs-, aber auch gleichzeitig reflexionsfähig zu sein. (Rabe, 2013, S. 37–38) Werden nun solch grundlegende Bedingungen für eine gute Kommunikationsstruktur und Dialogkultur durch die Institution begünstigt, kann dies dazu beitragen, dass ein MD zu einer positiven Entwicklung und Stärkung der Moralischen Kompetenz beiträgt. Wie zuvor bereits dargelegt, bildet die Fähigkeit moralische Konflikte wahrzunehmen die Basis, um alltägliche Probleme sichtbar zu machen. Dessen ethisch-moralische Dimension benennen zu können, macht eine ethisch-moralische Kompetenz sichtbar und befähigt gleichzeitig die Pflegenden dazu Widerstandskräfte gegen das Phänomen des moralischen Distress entwickelt zu können, was gleichzeitig wiederum deren Selbstwirksamkeit bestärkt und sie resistenter gegen dieses Stresserleben macht. (Barlem & Ramos, 2015, S. 611)

Hierfür gilt es jedoch im Großen, wie im Kleinen, auf der einzelnen Station und der übergeordneten Institution, die nötigen Voraussetzungen und Unterstützungsmöglichkeiten zu schaffen. Neben Maßnahmen, die vor allem die Verbesserung von Arbeitsbedingungen im Blick haben, kann die Institution durch das Etablieren einer Kultur der Arbeitsethik oder einer ethischen Arbeitsweise positive Akzente setzen (Hylton Rushton eͭ al., 2017, S. 2–3). Nach Trevino et al. (1998) bestehen diese vor allem in einem expliziten ethischen Verhaltenskodex, als ein Grundbaustein der Unternehmenskultur. Ein solcher Kodex könnte etwa in einem Leitbild abgebildet werden, welches jedoch auch in den unternehmerischen Entscheidungen sichtbar werden muss. Als im besonderen Maße wichtig hervorgehoben werden kann außerdem die Vorbildfunktion der Vorgesetzten, eine klare und transparente Sanktionierung von unverantwortlichem Verhalten, aber im selben Maße auch Belohnung von vorbildlichem Handeln. Ferner muss die Realisierbarkeit von Erwartungen des Unternehmens an deren Mitarbeiter gegeben sein und es sollte grundsätzlich Raum für Diskussion und Kritikmöglichkeit gegeben sein. (Trevino et al. 1998 in Winkler, 2013, S. 124)

Gelingt es einem Unternehmen die Mitarbeiter spürbar ethisch zu unterstützen, kommt es zu einem signifikant geringeren Erleben von MD. Rathert et al. (2016) konnten ferner belegen, dass zwischen einem ethischen Mitspracherecht und der Häufigkeit von ethischen Konflikten und Dilemmata ein Zusammenhang besteht. Dies hat wiederum Einfluss auf die erlebte moralische Wirksamkeit, auf die wiederum ganz entscheidend eine ethische Kommunikation, ein als ethisch wahrgenommenes Arbeitsklima, sowie die ethische Unterstützung durch die Einrichtung einwirken. (Rathert et al., 2016, S. 44–46)

2.3 Fazit

Die in diesem Kapitel dargelegten empirischen Erkenntnisse zu Ethischen Konflikten und MD belegen zum einen eine grundsätzlich hohe Prävalenz der Problematik bei Pflegenden, aber auch anderen am Patienten tätigen Berufsgruppen. Zum anderen weisen die potentiellen Folgen dieses Stresserlebens, wie Burnout und Flucht aus dem Beruf, in Zeiten des Fachkräftemangels auf die große Relevanz des Themas hin und implizieren damit die Notwendigkeit zur Entwicklung einer Interventionsstrategie. Der von Mealer und Moss (2016) definierte Zusammenhang aus internen und externen Faktoren sowie der auslösenden klinischen Situation als Ursache für das Erleben eines MD (Mealer & Moss, 2016, S. 1616),

zeigen damit gleichzeitig eine Reihe von Interventionsmöglichkeiten auf. Während die auslösenden klinischen Faktoren kaum zu beeinflussen sein werden, bieten die Ebenen der
individuell-intrinsischen und Institutionell bestimmten externen Faktoren eine Reihe von An-
knüpfungspunkten für die Entwicklung eines Präventionskonzeptes. Diese lassen sich damit, ausgehend von den empirisch ermittelten Erkenntnissen zu begünstigenden und prä-
ventierenden Faktoren, auf ein gemeinsames Ziel zusammenfassen: Die individuelle Wi-
derstandsfähigkeit und damit ethisch-moralische Kompetenz der Pflegenden zu stärken.
Hierfür gilt es die notwendigen organisatorischen und institutionellen Bedingungen zu
schaffen oder zu erhalten. Für diese Arbeit bedeutet dies aber auch, dass es grundsätzlich
zu prüfen gilt, ob die aufgezeigten Zusammenhänge auch auf den deutschen Raum, genauer formuliert auf die im intensivmedizinischen Bereich tätigen Pflegekräfte im Stuttgarter
Raum, übertragbar sind. Ausgehend von der gesichteten Literatur lassen sich somit Hypothesen auf Zusammenhänge zwischen dem Ausmaß des erlebten moralischen Stress und
den Faktoren Anzahl der erlebten ethischen Konflikten, Arbeitsbelastungen, Arbeitszufriedenheit, institutionelle ethische Unterstützung, Ethikkompetenz, Partizipation und Zusammenarbeit sowie verschiedenen persönliche Faktoren, wie Alter, Geschlecht oder Bildungsgrad ableiten.

Die Herausforderungen, die aufgrund des Erlebens von MD entstehen, sind vielseitig, wie
in der verwendeten empirischen Literatur ersichtlich wurde. Gleichzeitig sind diese in verschiedensten Settings der Patientenversorgung und bei diversen Berufsgruppen anzutref-
fen. Der Bereich der Intensivmedizinischen Versorgung kann hierbei als besonders konfliktträchtig angesehen werden. Im nachfolgenden Kapitel sollen nun hierfür die Hintergründe
theoretisch hergeleitet werden, typische ethische Konflikte in diesem Bereich und die spezielle Stellung der Pflegekräfte in diesem Setting näher beleuchtet werden.

3. Das Setting Intensivstation

3.1 Die Intensivmedizin im Spannungsfeld der Interessen

Die Bedeutung der Intensivmedizin für den modernen medizinischen Betrieb ist kaum zu leugnen. Ohne die Möglichkeiten zur engmaschigen Kontrolle und Überwachung von Vitalfunktionen sowie damit zusammenhängende Maßnahmen zur Lebenserhaltung, wie die vorübergehende Übernahme von Organfunktionen und Aufrechterhaltung des Kreislaufs, wären viele Eingriffe und Interventionen kaum durchführbar. Dies gilt für verschiedenste Bereiche, wie die Versorgung von Schwerstverletzten, die Betreuung nach großen chirurgischen Eingriffen, komplexe internistische Interventionen und die Versorgung und Behandlung von Frühgeborenen. Es wird ein umfassender personeller und technischer Aufwand betrieben, um die lebensbedrohlichen Störungen des Organismus zu überbrücken und zu behandeln. Schara beschreibt die Intensivtherapie daher auch sehr passend als „eine Hilfe zur Selbsthilfe für den gestörten Organismus". (Schara, 2008, S. 17) Der immense Aufwand, der hierbei betrieben wird, hat jedoch zur Folge, dass dieser medizinisch-technische Betrieb etwa 20% der gesamten Klinikkosten verursacht, obwohl der Anteil an Intensivbetten an der gesamten Bettenanzahl der deutschen Kliniken bei lediglich 5% liegt. Das bedeutet ein potentiell großes ökonomisches Problem für die betroffenen Kliniken, vor allem für jene mit großen intensivmedizinischen Einheiten. (Boldt & Schollhorn, 2008, S. 1078)

Es drohen einerseits Unterversorgungen bestimmter Personengruppen, wenn etwa bei älteren Menschen versucht wird die eingesetzten Mittel zu begrenzen. Auf der anderen Seite besteht jedoch im selben Maße ein Anreiz zur Überversorgung, indem Therapien und diagnostische Interventionen durchgeführt werden, die nicht im Sinne der betroffenen PatientInnen sind, wenn aufgrund einer fortgeschrittenen Erkrankung oder auch Alters nicht davon ausgegangen werden kann, dass diese hiervon profitieren könnten. Hintergrund für dieses in sich widersprüchlich erscheinende Phänomen sind die finanziellen Überlegungen mit dem Ziel der Umsatzmaximierung, Probleme der Bestimmung des Patientenwillens, etwa bei Menschen mit fortgeschrittener Demenz und Unsicherheiten bei Angehörigen, sowie den behandelnden ÄrztInnen. (Schmitz, Marx & Groß, 2013, S. 21–22)

Gleichzeitig bedeutet die moderne Intensivmedizin eine große finanzielle Belastung für die Gesellschaft, da diese über die Sozialsysteme die entstehenden Kosten zu tragen hat. Diese steigen unter anderem aufgrund der zunehmenden technischen Möglichkeiten der Intensivmedizin, aber auch anderen Bereichen der modernen Medizin wie etwa der Onkologie, immer weiter an, was sich auch in der Entwicklung der Bettenzahlen im Intensivbereich niederschlägt. Während sich laut den Daten des Statistischen Bundesamts die Anzahl der Kliniken in Deutschland mit den Möglichkeiten zur intensivmedizinischen Behandlung

© Springer Fachmedien Wiesbaden GmbH, ein Teil von Springer Nature 2019
F. Graeb, *Ethische Konflikte und Moral Distress auf Intensivstationen*,
Best of Pflege, https://doi.org/10.1007/978-3-658-23597-0_3

von 2010 bis 2015 von 2.064 auf 1.956 reduziert hat, ist im selben Zeitraum die Bettenka-
pazität der Intensivstationen bundesweit von 7.632 auf 8.483 angestiegen. Die Zahl der
Behandlungsfälle im Intensivbereich pro Jahr stieg hierbei von 570.306 auf 603.178 an.
(Destatis, 2011, S. 73, Destatis, 2016, S. 75) Der zunehmende ökonomische Druck im Gesundheitswesen kann unter anderem auf diese Entwicklung zurückgeführt werden. Gleichzeitig ist die Betreuung der PatientInnen im Intensivbereich mit einem großen Personalauf-
wand verbunden. Die komplexe Therapie und Überwachung macht eine deutlich engma-
schigere Betreuung notwendig, was sich in einer größeren Anzahl an benötigten Pflegekräften und ÄrztInnen pro Patient niederschlägt. So ergab eine bundesweite Befragung,
dass für den pflegerischen Bereich im Schnitt 2,1 Vollzeitstellen pro Intensivpflegebett vorgehalten werden (Isfort & Weidner, 2012, S. 6), allerdings betreuten diese Pflegekräfte im
Durchschnitt 3,37 PatientInnen. In der Befragung von Nydahl et al. (2017) lag die berichtete
Betreuungsquote im Intensivbereich immerhin bei nur 2,5 zu eins, also etwas besser als in
den älteren Befragungen (Nydahl, Dubb & Kaltwasser, 2017, S. 89). In den bettenführen-
den Bereichen, den sogenannten „Normalstationen" der Inneren Medizin, Chirurgie und Gy-
näkologie hingegen, wurde ein Betreuungsschlüssel von durchschnittlich 14,5 Patienten
pro Pflegekraft ermittelt. (Isfort et al., 2011, S. 11–12) Es zeigt sich damit, dass dem Mehr-
bedarf an Personal im Intensivbereich zwar offensichtlich Rechnung getragen wird, gleichzeitig gibt es jedoch in Fachkreisen einen weitest gehenden Konsens darüber, dass die
gemessene Betreuungsquote im Intensivbereich nicht den notwendigen Anforderungen einer guten klinischen Praxis entsprechen kann. So empfiehlt die Deutsche Gesellschaft für
Fachkrankenpflege und Funktionsdienste e.V. (DGF) eine Mindestbetreuungsquote von
eins zu zwei, also maximal zwei PatientInnen pro Pflegekraft. (Weidlich et al., 2015) Empirisch begründen lässt sich eine solche Mindestquote anhand der Arbeit von Kochanek et
al. (2015). Diese maßen zunächst die durchschnittlich benötigte Zeit der einzelnen an PatientInnen im Intensivbereich durchgeführten pflegerischen Tätigkeiten und Maßnahmen.
Anschließend wurden verschiedene typische IntensivpatientInnen mit unterschiedlichen
Grund- und Nebenerkrankungen, sowie unterschiedlichen medizinischen Behandlungen
und pflegerischen Unterstützungsbedarfen entworfen. Nun wurde beispielhaft anhand dieser PatientInnen und dem zuvor gemessenen Zeitbedarf pro Tätigkeit, die Zeit aufsummiert,
die benötigt wird, um diese PatientInnen unter Berücksichtigung der Hygieneempfehlungen
des Robert-Koch-Instituts adäquat zu versorgen. Das Ergebnis war, dass für die einzelnen
ModellpatientInnnen zwischen 5h 50 min und 7h 48 min benötigt wurden, um diesen Anforderungen zu genügen. (Kochanek et al., 2015, e138-e139) Daraus folgt, dass bei vielen
PatientInnen im Intensivbereich eigentlich eine 1:1 Betreuung notwendig wäre, da offensichtlich keine Zeit mehr dafür bestünde eine/n weitere/n Patienten/in zu versorgen. Auch
darauf weist die DGF in ihren Empfehlungen hin, dass nämlich ab einem gewissen Aufwand
zusätzliche Pflegekräfte eingeplant werden müssten. (Weidlich et al., 2015) Dass eine gute

und im hygienischen Sinne auch sichere Pflege unter den aktuell herrschenden Bedingungen nicht immer möglich ist, ist den Pflegenden bewusst und wird auch von diesen berichtet. So wird in Befragungen von Mängeln bei der Durchführung von hygienischen Maßnahmen und gar der bewussten Reduktion solcher Maßnahmen mit Verweis auf den personalbedingten Zeitmangel berichtet (Isfort & Weidner, 2012, S. 8; Kochanek et al., 2015, e138-e139) Zumindest ein Teil der mangelhaften Personalbesetzung lässt sich sicherlich auf den ökonomischen Druck, der auf den Kliniken liegt, zurückführen, wenngleich es auch aufgrund des strukturellen Personalmangels bundesweit grundsätzlich schwieriger zu werden scheint, offene Stellen zeitnah neu zu besetzen. In der Umfrage im Rahmen des jährlichen Pflegethermometers von 2012 gaben die befragten Pflegerischen Leitungskräfte der Intensivstationen an, dass 2011 im Durchschnitt 3,6% der Stellen nicht besetzt waren und 41,9% berichteten davon, dass offene Stellen nicht innerhalb von 12 Wochen neu besetzt werden konnten. (Isfort & Weidner, 2012, S. 7)

Nun versorgen Intensivstationen für gewöhnlich im besonderen Maße schwersterkrankte PatientInnen, die aufgrund ihrer lebensbedrohlichen Erkrankung, die häufig mit einer Sedierung oder anders verursachten Bewusstlosigkeit einhergeht, als besonders vulnerabel einzuordnen sind. Aufgrund des Wissens, dass diese PatientInnen im so hohen Maße von den sie behandelnden Berufsgruppen abhängig sind und aufgrund der permanenten Konfrontation mit existentiellen Extremsituationen, übernehmen die involvierten Pflegekräfte und ÄrztInnen unweigerlich eine immens große Verantwortung für diese spezielle Patientengruppe. Aufgrund dieser Abhängigkeit, die auch häufig mit eingeschränkten oder völlig ausgeschalteten Möglichkeit zur Willensäußerung einhergeht, nimmt die Einnahme einer Stellvertreter- oder Advokatfunktion für die PatientInnen und deren Angehörigen einen besonders großen Raum der pflegerischen Verantwortung ein. (Pfeffer, 2008, S. 193; Rabe, 2013, S. 29–30) Führt man sich unter diesen Bedingungen die Probleme vor Augen, die aufgrund einer nicht ausreichenden Personalbesetzung häufig auch strukturell bestehen, ist es wenig überraschend, dass dieser Umstand zu hohen psychischen Belastungen bei den Pflegenden führen kann.

Der Kostendruck, der mit dafür verantwortlich ist, dass nicht ausreichend Stellen vorgehalten werden, hat jedoch noch weitere Konsequenzen. So gilt es grundsätzlich die Kosten im Blick zu behalten, die im Intensivbereich tatsächlich ein wesentlicher Faktor für die gesamte Krankenhausfinanzierung darstellen. So wird der Intensivmedizin 13% aller Zuwendungen im Gesundheitswesen zugeschrieben, wovon wiederum ein kleiner Anteil an Schwersterkrankten fast 50% der Kosten verursachen. Somit ist es auch in der Verantwortung der behandelnden ÄrztInnen den Kostenaspekt mit zu berücksichtigen, wenn es darum geht einzuschätzen, ob eine Therapie (noch) Sinn macht. Teure und gleichzeitig möglicherweise unnötige Therapien würden dazu führen, dass Mittel an anderen Stellen fehlen, an denen sie gegebenenfalls eher gebraucht werden würden. (Quintel, 2013, S. 22–23)

Gleichzeitig jedoch werden neue, invasivere Therapien entwickelt, die entsprechend komplex und teuer sind. Hiermit gilt es verantwortungsvoll umzugehen, da nicht jede denkbare und verfügbare medizinische Therapie tatsächlich auch im Sinne der PatientInnen ist. Es besteht daher häufig die Gefahr, dass anstatt einer Therapie mit realistischen Chancen zur Verbesserung der Gesundheit oder gar Genesung, das Prinzip der Lebenserhaltung um jeden Preis zum Zuge kommt und dabei lediglich eine sinnlose Verlängerung des Sterbeprozesses erreicht wird. (Quintel, 2013, S. 20–21) Dass aber Entscheidungen zum Therapieverzicht oder Therapieabbruch unter diesen Umständen nicht leicht zu treffen sind, liegt auf der Hand und ist damit ebenfalls enorm konfliktträchtig. Erschwerend kommt die häufig eingeschränkte Möglichkeit zur Willensäußerung der PatientInnen und der ohnehin schon bestehende Druck, aufgrund des Personalmangels hinzu. Umfangreiche und komplexe Therapien haben für gewöhnlich auch einen erhöhten Personalschlüssel zur Folge. Wird dieser aber nicht angepasst, kann davon ausgegangen werden, dass der Druck und der arbeitsbedingte Stress bei den Pflegenden weiter zu nimmt.

Das gesamte Feld der Intensivmedizinischen Versorgung kann somit als eine grundsätzlich spannungsreiche und konfliktreiche Disziplin betrachtet werden. Die Belastungen durch die Tätigkeit, mit der ständigen Konfrontation mit Leiden und Sterben, zunehmend schwierigen Arbeitsbedingungen, mit einem hohen Anspruch an die fachliche Kompetenz der Pflegenden sowie schwierigste und schwerwiegende Entscheidungen zu Therapien sind alltägliche Herausforderungen, die in diesem Bereich zu Tage treten. Erschwerend hinzu kommen die beschriebenen Faktoren der zunehmenden Individualisierung der Gesellschaft, mit einer Betonung der Autonomie der PatientInnen im Sinne von Willensäußerungen, sowie der allgegenwärtig erscheinende Kostendruck. Diese einzelnen Elemente, die im Intensivbereich also geballt auftreten, sollen in den nachfolgenden Abschnitten noch genauer dargelegt werden.

3.2 Die Rolle der Pflegenden im intensivmedizinischen Bereich

Pflegerische Tätigkeiten in sogenannten Funktionsbereichen, wie Ambulanzen oder Intensivstationen, könnten als eine etwas speziellere Variante des sonst klassischen pflegerischen Aufgabenbereichs betrachten werden. Wie im einleitenden ersten Kapitel angedeutet, besteht eine grundsätzliche Nähe der pflegerischen Profession zur Medizin. Dies ist zum einen historisch begründet und so gewachsen, zum anderen aber natürlich inhaltlich plausibel, da die PatientInnen, BewohnerInnen oder KlientInnen als AdressatInnen pflege-

rischer Handlung nun mal häufig aufgrund akuter oder chronischer Erkrankung einen pflegerischen Unterstützungsbedarf aufweisen. Je stärker die Erkrankung in den Fokus tritt,
etwa aufgrund eines Problems oder Komplikation, die beispielsweise im Zuge einer chronischen Erkrankung auftritt, desto stärker treten beide Berufsgruppen in Interaktion. Die Medizin hat sich als eine naturwissenschaftliche Disziplin zur dominanten Kraft des Gesundheitswesens entwickelt, die ihre Kernaufgaben vor allem darin sieht, auf Basis von objektiv-
wissenschaftlichen Erkenntnissen Krankheiten zu behandeln und den Tod so möglichst zu
verhindern. Friesacher (2011) beschreibt diesen Hintergrund auch als eine Ursache dafür,
warum PatientInnen zu Diagnosen zu werden scheinen und das scheinbar ohne Berücksichtigung der Individualität der oder des einzelnen Betroffenen. Die Erkrankung wird zu
einem technischen Problem, etwa eine Organdysfunktion, die repariert werden muss (Friesacher, 2011, S. 127). Die stärkste Ausprägung dieser Entwicklung bildet sich in der modernen Intensivmedizin ab, die mit großem technischen Aufwand, komplexen Medikationen
und mechanisch-manuellen Interventionen ganze Organfunktionen zu ersetzen vermag.
Der zunehmende Erfolg gibt diesem Ansatz recht. PatientInnen mit schwersten Erkrankungen und Verletzungen erhalten eine Chance zu überleben, die sie zu früheren Zeiten nicht
gehabt hätten. Die Fortschritte führen jedoch zu neuen Problemen, die vor allem mit der
Gefahr einer zu starken Technisierung und mit einer Entmenschlichung der PatientInnen
einhergehen und zur Vernachlässigung von individuellen Wünschen, ethischen Grenzen
und ausufernden Kosten führen können (Salomon, 2013, S. 68–69).

Die Pflege als Berufsgruppe hingegen ist einerseits ein Teil des Medizinbetriebs, indem sie
als assistierende und ausführende Fachkräfte ärztliche Anordnungen umsetzen und an vielen Aspekten der Diagnostik und Therapie unterstützend, zuarbeitend und als Informations-
lieferanten beteiligt sind (Friesacher, 2011, S. 127). Andererseits grenzt sich die Profession
gleichzeitig zumindest teilweise von dem beschriebenen, eher technisch-mechanistisch
ausgerichteten Bild ab. Stattdessen begreift sie das Ethos des Helfens als generalisiertes
Konzept zwischenmenschlicher Interaktion, was schlussendlich eben nicht nur auf akute
Erkrankungssituationen Anwendung findet. Eine als gesamtgesellschaftlicher Care-Auftrag
verstandene Grundhaltung der Pflegenden bietet die Möglichkeit, Menschen in verschiedensten Situationen und Altersgruppen zu unterstützen, sei es im Zusammenhang mit
akuten oder chronischen Erkrankungen, präventiv, rehabilitativ oder begleitend im Verlaufe
eines Sterbeprozesses. (Kohlen & Kumbruck, 2008, S. 2; Schwerdt, 2012, S. 42) Darüber
hinaus ist es in den letzten Jahren zu einer zunehmenden Professionalisierung und damit
einhergehenden Bestrebungen der Akademisierung gekommen. Damit geht außerdem
eine Ausweitung von pflegerischen Aufgabenfeldern und stärkere Einbindungen in Forschung, Diagnostik und Therapie einher, während gleichzeitig mithilfe der noch recht jun-
gen Pflegeforschung versucht wird, das ursprünglich genuin pflegerische Handeln empirisch zu begründen und damit zu stärken (Monteverde, 2012, S. 24). Die Pflege erlebt sich

aufgrund ihres Ursprungs, nahe der Medizin und gleichzeitig eigenständigen Handlungsfeldern als innerlich zerrissen. Wettreck (2001) beschreibt in dem Zusammenhang die Faszination der Pflegenden für Medizin und Therapie mit dem Anspruch des „wir therapieren auch". Demnach sind Assistenztätigkeiten zwar ein legitimer Beitrag des pflegerischen Handelns im therapeutischen Team. Es ergeben sich hieraus aber häufig gewissermaßen Grauzonen therapeutischen Pflegehandelns, die aus einer verborgenen, doppelten therapeutischen Kompetenz entstehen. Wettreck bezeichnet diese als paramedizinische und pflegerische Heilungskompetenzen, die zur Übernahme nicht originär pflegerischer Aufgaben führen. Dies werde zum einen durch einen erlebten Zwang zur Übernahme getriggert, um die Station am Laufen zu halten, aber auch getrieben durch einen eigenen Ehrgeiz medizinische Aufgaben besser durchzuführen. Hinzu kommt, dass speziell in intensivmedizinischen Abteilungen die Aufgabenbereiche ärztlicher und pflegerischer Betreuung ohnehin fließend sind. (Wettreck, 2001, S. 54–55) Das Setting der Intensivmedizin zeichnet sich tatsächlich durch eine besondere Nähe der Professionen aus, was sich schon im häufig verwendeten Begriff des Intensivteams niederschlägt. Hierunter werden für gewöhnlich alle an der Behandlung und Versorgung der IntensivpatientInnen beteiligten Professionen beschrieben, also Pflegende, ÄrztInnen, aber auch Physiotherapeuten, Seelsorge, LogopädInnen und andere. (Kurzweg, 2013, S. 149) Die Medizinisch-technische Prägung der Intensivmedizin führt hierbei teilweise zu einer Übernahme des medizinischen Blickes und faktisch auch zur Übernahme von weiteren, eher medizinisch geprägten Tätigkeiten (Friesacher, 2011, S. 128). Im Pflege Thermometer 2012 zur Situation der Pflege im intensivmedizinischen Bereich kommt dies klar zum Ausdruck. Demnach sind sich die Pflegekräfte der Tendenz zur zunehmenden Übernahme ärztlicher, bisher nicht delegierter Tätigkeiten bewusst und nehmen diese auch an. Es wird beispielsweise von einer großen kooperativen Beteiligung bei der Beatmungstherapie berichtet, etwa was Entscheidungen zur Parameter Veränderung betrifft. Generell wird der gesamte Beatmungskomplex grundsätzlich als gemeinschaftliche und kooperative Leistung von Medizin und Pflege benannt. Pflegende übernehmen hierbei die Anpassungen von Parametern maschineller Beatmung, die Bewertung der Auswirkungen auf Patienten, Entscheidungen über Sedierungstiefe und weitere Parameter. Dies wurde von etwa dreiviertel der Befragten als interdisziplinäre Leistung beschrieben. Auch die Entscheidung wann ein/e PatientIn vom Beatmungsgerät abtrainiert wird (72,1%) oder wann extubiert wird (58,3%), wird demnach häufig gemeinschaftlich entschieden. Bei 52,6% wird sogar sowohl von ÄrztInnen, wie auch Pflegenden extubiert. Laut der Befragung werden routinemäßig selbstständige Entscheidungen über das Legen eines Blasenkatheters (83,2%), das in Auftrag geben von Laboruntersuchungen (86,4%), Entscheidungen über Menge, Art und Weise, sowie Zeitpunkt der Flüssigkeitsgabe (38,9%), Regulierung der Insulingabe (85,8%), kurzzeitige Regulierung von Katecholaminen oder kardiowirksamen Medikamenten (84,7%) sowie der Sedierung (90,8%) von Pflegekräften übernommen.

(Isfort & Weidner, 2012, S. 9–10) Diese tiefe Einbindung in medizinische Prozesse und Aufgabenübernahme ist durchaus gewollt und wird von den Pflegenden als Bereicherung und Kompetenzerweiterung erlebt. Gleichzeitig jedoch entsteht hierdurch das Dilemma, dass Pflegende immer stärker in Therapien eingebunden werden, bei Therapieentscheidungen, vor allem solchen, mit der Frage nach Beginn, Ausweitung oder Einstellung einer Therapie, nicht oder wenig eingebunden werden. Dies führt zu Frustration und Unzufriedenheit. Verstärkt wird dieser potentielle Konflikt durch die zunehmende Professionalisierung auf Basis von Fachweiterbildung und Akademisierung, die zu einem Zuwachs an Kompetenz, Selbstbewusstsein und dem Einfordern von mehr Mitspracherecht bei diesen schwerwiegenden Entscheidungen führt. (Friesacher, 2011, S. 128) Dazu trägt ferner bei, dass Pflegende stellenweise aufgrund einer als unzureichend wahrgenommen Einarbeitung der AssistenzärztInnen, eine Gefährdung der Patientenversorgung erkennen, was wiederum erneut zu einer informellen Verantwortungsübergabe an die Pflegenden führt. Diese zieht eine gefühlte Verantwortung nach sich, Fehler bei der medizinischen Diagnostik und Therapie verhindern zu müssen. (Kleinchnecht-Dolf, 2015, S. 123)

Als ein Beispiel für einen Grenzbereich der Unterscheidung von pflegerischen und medizinischen Therapieentscheidungen mit hohem Konfliktpotential, kann die Mobilisierung von PatientInnen genannt werden. Nydahl et al. (2016) haben im Rahmen eines Symposiums für ÄrztInnen und Pflegende im Intensivbereich eine Befragung unter anderem zur Frühmobilisierung durchgeführt. Schon bei der Frage nach der Anordnung einer Mobilisierung kam eine Uneinigkeit der Zuständigkeiten zu Tage, da diese sowohl von Pflegenden (65%) als auch von MedizinerInnen (83%) angeordnet werden. Des Weiteren gaben Pflegende zu einem Großteil an, Beatmungsparameter im Zuge der Mobilisation selbstständig anzupassen. (Nydahl et al., 2016, S. 154–155) Die AutorInnen schließen aus den Gesamtergebnissen der Befragung, dass es aktuell keinen Konsens hinsichtlich der Zusammenarbeit, Zuständigkeiten und Verantwortungen für die Frühmobilisierung von IntensivpatientInnen gibt. Es besteht daher die Gefahr, dass aufgrund der nicht optimalen Zusammenarbeit und Kommunikation zwischen den Berufsgruppen, das vielfältiges Wissen und die Erfahrung der unterschiedlichen Professionen nicht optimal eingesetzt werden kann. Durch eine interdisziplinäre vorausschauende Planung, Koordination und Absprache hinsichtlich von Zuständigkeiten und Verantwortungen könnten jedoch potentiellen Konflikten vorgebeugt und gleichzeitig die Patientensicherheit erhöht werden. (Nydahl et al., 2016, S. 158)

Das heißt im intensivmedizinischen Bereich ist ein Mehr an tatsächlicher Zusammenarbeit im Sinne einer Kooperation gefordert. Wie gut dies im Einzelfall funktioniert, lässt sich beispielsweise anhand des Verlaufs von Visiten ablesen. Schlechtestenfalls wird wie Wettreck (2001) aufzeigt in Visiten eine nur scheinbare Eindeutigkeit hinsichtlich der Therapie erarbeitet. Selbst wenn es teilweise zu einem offenen, kollegialen Diskurs kommt, steht am

Ende eine klare Entscheidung des/der Visite leitenden Chef- oder Oberarztes/ärztin. Die ethische Dimension einer Entscheidungssituation wird inszenatorisch aufgemacht und ritualisiert thematisiert, eine Infragestellung scheint zugelassen zu werden, in der Hoffnung, somit Zweifel im Team zu reduzieren. Die getroffenen Entscheidungen stehen dann aber trotzdem fest und sollen nicht weiter angezweifelt werden. Die Pflege ist in diesen Prozess eingebunden und darf unter anderem fehlende Informationen beisteuern. Die Visite hat in dem Fall vor allem eine Funktion: Sie soll als Ort der Aushandlung und Abarbeitung von fachlicher Unsicherheit, aber auch zur Darstellung medizinischer Entschiedenheit und Disziplinierung aller Beteiligten dienen. (Wettreck, 2001, S. 135–136) Tatsächlich kommt den Pflegenden aber im Intensivbereich eine immens wichtige Rolle bei der Visite zu. Aufgrund des engen Patientenkontakts, der in diesem Bereich aufgrund der kleineren Betreuungsquote noch wesentlich enger ist, als in anderen Bereichen der klinischen Versorgung und den zuvor beschriebenen Einbindungen in die Therapiesteuerung, ist davon auszugehen, dass die Informationen der Pflegenden in solchen Fällen für die weitere Therapieplanungen unverzichtbar sind. Dennoch kann es vermehrt zu Abwehrkämpfen zwischen den Berufsgruppen kommen, wenn die ärztlichen VertreterInnen befürchten müssen an Einfluss zu verlieren, weil Pflegende etwa im Rahmen der Visite ein größeres Mitspracherecht und tatsächliche Kooperation auf Augenhöhe einfordern (Friesacher, 2011, S. 128).

In manchen Befragungen und Interviews wird daher auch wieder auf das Problem der ausgeprägten Hierarchien innerhalb der medizinischen Profession verwiesen, was vor allem zu problematischen Chefarztvisiten führen kann. So beschreiben etwa Knoll und Lendner (2008) wie Pflegekräfte Chefarztvisiten als eine Verteidigung einer gehobenen sozialen Position der Vorgesetzten erlebten, bei denen pflegerische und soziale Belange der PatientInnen zwar zur Kenntnis genommen, aber nicht weiter beachtet wurden. CA-Visiten werden in einer solchen Form daher auch als wenig hilfreich, wenig konstruktiv bezüglich der interprofessionellen Zusammenarbeit oder gar einer interdisziplinären Teambildung wahrgenommen. Gleichzeitig äußerten sich die Befragten in dieser Studie jedoch überwiegend positiv zur Zusammenarbeit und Kommunikation, auch im Rahmen der Visiten mit den verantwortlichen AssistenzärztInnen. Der Aspekt des gegenseitigen Vertrauens, Respekt und das Wissen um das Angewiesen-Seins auf die andere Berufsgruppe wurde auf dieser Station hervorgehoben und insgesamt positiv bewertet. Dementsprechend wurde die Zusammenarbeit mit jenen ärztlichen KollegInnen als besonders positiv wahrgenommen, die ihre Entscheidungen und Handlungen gegenüber den Pflegenden erläutern, begründen und unter Umständen auch deren Vorschläge und Anregungen mitberücksichtigten. All dies schien jedoch mit zunehmender Hierarchiestufe abzunehmen, da in dem Fall auch weniger direkt zusammengearbeitet wurde und sich die beteiligten Personen weniger gut kannten. (Knoll & Lendner, 2008, S. 344–346) Das lässt die Vermutung plausibel erscheinen, dass die

Nähe von Pflegenden und ÄrztInnen im therapeutischen Team eine große Ressource darstellen und zu Lösungen von Konflikten zwischen den Professionen speziell im intensivmedizinischen Bereich beitragen können, wenn die Kommunikation entsprechend gut funktioniert.

Die zunehmende Verantwortungsübernahme durch Pflegende, wie sie im erwähnten Pflegethermometer von 2012 beschrieben wurden, stellen wie beschrieben einen möglichen Konfliktherd zwischen den Professionen dar, wenn es darum geht in Therapieentscheidungen eingebunden zu werden. Gleichzeitig kann jedoch davon ausgegangen werden, dass eine solch ausgeprägte Verantwortungsübernahme, vor allem kurz nach Beendigung der Ausbildung mit Unsicherheit, Zweifeln, starken Gefühlen des Allein-Seins, Unsicherheit angesichts von Ermessensbereichen und damit verbundener fachlicher Unsicherheit und somit auch eine psychoexistentielle Konfrontation mit einer Schuld-Angst einhergehen können. Dies betrifft vor allem die Möglichkeit von eigenen Fehlern und Fehleinschätzungen. Die Verantwortung, die die Pflegenden auf sich nehmen, meint vor allem die anvertrauten PatientInnen lebend durch die Schicht zu bringen, deren jeweiligen Gesundheitsstatus zu bewahren und eher sekundär auch, diesen eine angemessene pflegerische Versorgung zukommen zu lassen. (Wettreck, 2001, S. 110–111) Diese Beschreibung von Wettreck bezieht sich auf Pflegende im Allgemeinen. Wenn man sich nun aber die komplexe, lebensbedrohliche Lage vieler IntensivpatientInnen vor Augen führt, erhält dieser intrapersonelle Konflikt der Intensivpflegekräfte eine noch größere Bedeutsamkeit. Die Verantwortung, die hier für gewöhnlich übernommen wird, kann unter Umständen zu noch stärkeren Belastungen führen, wenn die eigene Fachkompetenz selbst angezweifelt wird und vor allem wenn sich Pflegende darüber bewusstwerden, dass aufgrund des Personalmangels regelmäßig das Wohlergehen dieser PatientInnen in Gefahr gerät (Kleinchnecht-Dolf, 2015, S. 122–124). Dass dieser Umstand den Pflegenden bewusst ist, zeigte sich auch im Antwortverhalten zur Befragung von Isfort und Weidner (2012) im Rahmen des bereits angeführten Pflegethermometers. In dieser Befragung wurde die Versorgungsleistung umso schlechter eingeschätzt, je schlechter die Betreuungsquote war. Es wurde von regelmäßig erlebten Zwischenfällen berichtet, die durch eine bessere Personalausstattung vermutlich vermeidbar gewesen wären. Genannt wurden vor allem das Ziehen von venösen Zugängen (62,1%), das Entfernen von Wundverbänden durch PatientInnen (53,3%), Sturzereignisse (50,5%), Entfernen eines zentralvenösen Katheters (59,8%) oder geblockten Blasenverweilkatheter (56,1%). Auch in diesem Antwortverhalten zeigte sich ein signifikanter Zusammenhang mit der Betreuungsquote pro Patient. (Isfort & Weidner, 2012, S. 8–9) Zum Eigenschutz der PatientInnen kam es daher häufig zu Fixierungen, die unter anderen Umständen, das heißt ausreichend Personal wahrscheinlich nicht nötig gewesen wären. Es kam außerdem regelmäßig dazu, dass diese länger oder tiefer sediert werden. (Isfort &

Weidner, 2012, S. 8; Kumbruck & Christel, 2014, S. 319) Dass dieser Umstand für die Pflegekräfte ein Problem darstellt, ist nicht weiter überraschend, da ein solches Handeln eigent-
lich nicht mit dem pflegerischen Ethos zu vereinbaren ist. So beschreibt der DGF in einem
Ethikkodex für die Intensivpflege, dass grundsätzlich der kritisch kranke Mensch in seiner
Schutzbedürftigkeit und Verletzlichkeit im Mittelpunkt der Intensivpflege stehen soll. Dessen
Abhängigkeit von Therapie und Pflege, bei gleichzeitig eingeschränkter Möglichkeit zur Ar-
tikulation von Bedürfnissen, Ängsten und Sorgen macht diese PatientInnen im besonderen
Maße vulnerabel. Daher nimmt die Ausübung einer Advokatfunktion für die Betroffenen und
deren Angehörigen eine herausragende Stellung ein. Der DGF weist ferner darauf hin, dass
Pflegende nicht nur ein Recht auf Ausübung dieser Funktion haben, sondern vielmehr auch
die Pflicht, diese Rolle in der täglichen Praxis zu übernehmen, vor allem hinsichtlich einer
möglichen Limitierung von Ressourcen. (Strunk et al., 2014, S. 2)

Dieser Anspruch, eine vermittelnde Advokatfunktion für die PatientInnen und deren Ange-
hörigen einzunehmen, liegt also in der Nähe zu den Betroffenen und deren Abhängigkeit
vom Handeln der ÄrztInnen und Pflegenden begründet. Die Besonderheit der Stellung von
Pflegekräften im intensivmedizinischen Bereich besteht damit zum einen, in einer stärkeren
Einbindung in die originär medizinische Therapie und Diagnostik, die gleichzeitig starke
Überschneidungen mit klassisch pflegerischen Tätigkeitsfeldern bieten, wie etwa bei der
Mobilisierung. Während pflegerische Tätigkeiten aufgrund der größeren Morbidität und
Pflegebedürftigkeit der PatientInnen an Komplexität und Dringlichkeit zunehmen, übernehmen andererseits Pflegende immer mehr eigentlich medizinische Tätigkeiten, bei gleichzeitig knapper werdenden personellen Ressourcen. Dies verstärkt eine ohnehin bereits angelegte Zerrissenheit der Profession zwischen pflegen und therapieren und tritt im intensivmedizinischen Bereich damit besonders klar zu Tage. Erschwerend hinzu kommt eine Betonung der Advokatfunktion der Pflegenden, die vor allem im Zusammenhang mit Therapieentscheidungen zum Tragen kommen kann, in die die Pflegekräfte aber häufig nicht
ausreichend einbezogen werden und das trotz einer starken, zunehmenden Beteiligung bei
der Durchführung dieser Therapien. Dass solche Therapieentscheidungen ohnehin schon
komplexe Herausforderungen darstellen, lässt sich aufgrund der Möglichkeiten der modernen Intensivmedizin bereits erahnen. Tatsächlich sind es vor allem diese Entscheidungen,
die einen wesentlichen Anteil an ethisch-moralischen Konflikten in der Intensivmedizin aus-
machen. Nachfolgend werden daher die Ursachen hierfür und die bereits angeschnittene
Rolle der Pflegenden in diesen Konfliktsituationen erörtert.

3.3 Zentrale ethisch-moralische Konfliktbereiche im intensivmedizinischen Bereich

Die bisherigen Erkenntnisse zum Auftreten von ethischen Konflikten als Ursache für einen Moral Distress wurden in Kapitel 2 auf Basis nationaler und internationaler Literatur ausführlich beschrieben. Dass nun der Intensivmedizinische Bereich hiervon im besonderen Maße betroffen sein könnte, erscheint aufgrund der dargelegten Zusammenhänge im Gesundheitswesen, sowie den spezifischen und typischen Situationen im Intensivbereich plausibel. Der Nachweis dafür wurde unter anderem von Dyo et al. (2016) erbracht. In deren Untersuchung wurde unter anderem der Frage nachgegangen, in welchen Bereichen der klinischen Versorgung MD am häufigsten auftritt. Tatsächlich trat ein solcher Distress bei Intensivpflegenden im Erwachsenenbereich am häufigsten auf und wurde hier auch als am unangenehmsten beschrieben. Das heißt, solche Belastungen traten in den eingeschlossenen ICUs häufiger auf, als in anderen Bereichen und wurden auch intensiver erlebt. Der stärkste Unterschied wurde zwischen ICU und den normalen Bettenstationen festgestellt. (Dyo et al., 2016, S. 45) Auch bei Whitehead et al. (2015) konnte dieser Effekt nachgewiesen werden, wobei diese besonders ausgeprägte Belastungen grundsätzlich auf alle im Intensivbereich tätigen Professionen zutraf (Whitehead et al., 2015, S. 120). Vermutlich ist auch das der Grund, warum sich Pflegende aus dem Intensivbereich in manchen Studien überproportional stark an den Befragungen zum Erleben von ethischen Konflikten oder Moral Distress beteiligten, wenn Pflegekräfte aus verschiedenen klinische Bereichen oder ganze Kliniken befragt wurden. (Barandun Schafer et al., 2015, S. 322; Rester et al., 2017, S. 5; Sauer, 2011, S. 23) Es verwundert daher kaum, dass sich die Ergebnisse zu Konflikten im Intensivbereich mit den Untersuchungen über alle Bereiche recht ähnlich darstellen. Eine der wenigen Befragungen im Intensivbereich in Deutschland wurde am Universitätsklinikum München durchgeführt. Befragt wurden 268 Pflegekräfte und 95 ÄrztInnen aller Erwachsenen-Intensivstationen. Albisser et al. (2008) konnten hierbei aufzeigen, dass sowohl für die Ärztinnen und Ärzte, als auch Pflegende bei ethisch-moralischen Konflikten am häufigsten die Fragen nach *kardiopulmonaler Reanimation, Dialyse* und *antibiotischer Therapie* im Mittelpunkt standen. Am seltensten wurden *künstliche Ernährung* oder *Hydrierung* genannt. Die Pflegekräfte beklagten in dem Zusammenhang vor allem die mangelnde Möglichkeit zur Einflussnahme auf Therapieentscheidungen. Pflegende hatten, was diese Entscheidungen betrifft, häufig eine andere Auffassung als die behandelnden ÄrztInnen, was unter anderem damit begründet wurde, dass involvierten Pflegekräfte den nahenden Tod eher wahrnehmen würden. Dementsprechend konnten Behandlungsentscheidungen nicht nachvollzogen werden, vor allem auch dann nicht, wenn die Vermutung im Raum stand, dass ein geäußerter Patientenwillen in dem jeweiligen Fall nicht befolgt wurde. (Albisser Schleger et al., 2008, S. 71)

Im Zusammenhang mit Therapieentscheidungen im intensivmedizinischen Bereich muss nun allerdings berücksichtigt werden, dass damit nicht nur die Wahl zwischen zwei Therapieoptionen gemeint ist. Vielmehr steht häufig ganz grundsätzlich die Frage im Raum, ob im kurativen Sinne weiter therapiert, der Fokus auf eine palliative Versorgung gerichtet oder ein Therapieverzicht vollzogen werden soll. Hierunter wird zum einen eine Therapiebegrenzung verstanden, was bedeutet, dass eine weitere Therapieeskalation, etwa eine Reanimation ausgeschlossen werden. Die zweite Möglichkeit besteht in einem Therapieabbruch, also einem Beenden oder Reduzieren bereits begonnener Intensivmaßnahmen, vor allem bei bereits einsetzendem Sterbeprozess. (Junginger, 2008, S. 165–166) Eine solche Entscheidung der Therapierichtung überordnen ließe sich die generelle Problematik einer drohenden Fehlversorgung der Betroffenen. Dies kann in Form einer Über- oder Unterversorgung auftreten, wobei die Unterversorgung meint, dass ein/e PatientIn eine eigentlich notwendige Therapie nicht erhält. Diese Problematik spielt bislang in Deutschland eine eher untergeordnete Rolle und wird am ehesten im Zusammenhang mit der Behandlung von älteren Menschen genannt. Tatsächlich stellt sich aber mit der Zunahme an älteren Menschen in der Bevölkerung auch die Frage, wie die zu erbringenden Leistungen zukünftig finanziert werden können. Gleichwohl konnte nachgewiesen werden, dass allein das Alter kein prädikativer Faktor für eine Prognosestellung, was das Mortalitätsrisiko betrifft, darstellen kann. Zudem würde es eine ungerechtfertigte Würdeverletzung des älteren Menschen darstellen, wenn Leistungen allein aufgrund des fortgeschrittenen Alters nicht mehr erbracht, diese also streng, aber dafür auch transparent rationiert werden würden. (Simon, 2011, S. 499–500) Einerseits gaben in einer Befragung im Intensivbereich die ProbandInnen bezüglich der Entscheidung zur Durchführung einer Nierenersatztherapie 91% an, keine Altersgrenze als Kontraindikation zu kennen. Auch was den Einsatz teurer Medikamente betrifft, zeigten sich 88% der Befragten davon überzeugt, dass das Alter hierbei keine Rolle spielen würde. Andererseits gaben aber nur 59% an, keine oder nur äußerst selten ökonomische Beeinflussungen der Therapieentscheidungen zu erleben. 67% waren sogar davon überzeugt, dass es bereits zu Entscheidungen auf Basis von Rationierungen in den Intensivstationen in Deutschland kommen würde. (Boldt & Schollhorn, 2008, S. 1078–1079) Dennoch spiegelt sich in den Diskussionen zum Gesundheitswesen und speziell im intensivmedizinischen Bereich, eher die Fehl-, im Sinne einer Überversorgung von PatientInnen wieder. Hierbei tritt der Aspekt der sinnlosen Therapie, die nur einen bereits eingeleiteten Sterbeprozess unnötig verlängert oder aufgrund der gesamten Einschätzung der Patientensituation als sinnlos erachtet wird, besonders prominent in den Vordergrund. Tatsächlich stellt diese Problematik vermutlich das zentrale Thema der modernen Intensivmedizin dar und kann entsprechend mit Konflikten verknüpft werden. Dies konnte auch in einer europäisch-israelischen Multicenterstudie mit 82 Intensivstationen belegt werden, laut der 27% der ProbandInnen angaben, am Tag der Befragung eine unangemessene

Behandlung in ihrem Bereich erlebt zu haben, wovon ein Großteil eine Übertherapie als Ursache benannte. (Piers et al. 2011 in Kross & Curtis, 2012, S. 889–890) In einer spanischen Erhebung stellte sich dies recht ähnlich dar. In dieser wurden Intensivpflegende nach ethischen Konflikten befragt, wobei am häufigsten die Aspekte angeordnete Behandlungen oder Prozeduren durchzuführen, ohne an der Entscheidung dafür beteiligt worden zu sein (49,2%) und eine/n Patientin/en zu versorgen, ohne zu wissen ob diese/r weiterleben möchte (48,7%) genannt wurden. (Falco-Pegueroles, Lluch-Canut, Roldan-Merino, Goberna-Tricas & Guardia-Olmos, 2015, S. 600) Somit lassen sich generell die Entscheidungen im Zusammenhang mit Therapie und Diagnostik im Intensivbereich als eine zentrale Konfliktursache benennen. Dass Pflegende, die einen wesentlich häufigeren und intensiveren Kontakt mit den PatientInnen als ihre ärztlichen KollegInnen haben, auch häufig eine andere Sichtweise vertreten, ist daher wenig überraschend. Auch der Umstand, dass die Therapieentscheidungen faktisch nun einmal von diesen ärztlichen KollegInnen getroffen werden müssen, was eine erhebliche Verantwortung mit sich bringt, spielt sicherlich eine nicht unerhebliche Rolle. Eine Analyse ärztlicher Entscheidungsfindung und die Faktoren, die etwa aufgrund unternehmerischer Entscheidungen der Klinik oder in Form von Interessenkonflikten von Vorgesetzten Einfluss nehmen, in die Betrachtung mit einzubeziehen wäre an dieser Stelle sicherlich hilfreich. Denn natürlich haben diese oftmals Medizin- und Ethikfremde Faktoren das Potential, solche Entscheidungen wesentlich zu beeinflussen. Allerdings würde eine solche Analyse den Rahmen dieser Arbeit sprengen, vor allem da die ärztliche Sicht und deren Handeln nicht im Fokus dieser Arbeit stehen. Im Zusammenhang mit Therapieentscheidungen können jedoch verschiedene Ebenen als Entscheidungs- und Konfliktbedingungen einzeln betrachtet werden, die sich zum Teil auch auf diese äußeren Einflussfaktoren beziehen, aber natürlich nicht vollständig abbilden können. Es sei an dieser Stelle daher lediglich auf die Stellungnahme der Sektion Ethik der Deutsche Interdisziplinäre Vereinigung für Intensiv- und Notfallmedizin e.V. (DIVI) verwiesen (2017), die folgende mögliche Therapieziele der Intensivmedizin definiert hat: Heilung, Lebensverlängerung, Verbesserung der Lebensqualität, Symptomlinderung oder Sterbebegleitung. Diese sind nicht immer klar voneinander abgrenzbar und werden von verschiedensten Faktoren beeinflusst, wozu medizinische Fakten und nachvollziehbare Prognoseeinschätzungen, individuelle Hoffnungen und Erfahrungen, aber auch professionelle Ansprüche und medizinrechtliche Aspekte zählen. Wenn allerdings ein festgelegtes Therapieziel nach professioneller Einschätzung faktisch nicht erreicht werden kann, sind die darauf ausgerichteten Behandlungsmaßnahmen als sinnlos zu betrachten und daher einzustellen, bzw. das Therapieziel entsprechend anzupassen. (Neitzke et al., 2017, S. 365)

Medizinische Einschätzung des Therapieerfolgs

Die richtige medizinische Therapie zu bestimmen, auf Basis von Diagnostik, klinischer Situation und einer Gesamtbetrachtung des jeweiligen Falles, ist selbstverständlich als ärztliche Aufgabe zu betrachten. Hierbei gilt es vor allem bei schwerwiegenden, gefährlichen Therapieformen eine strenge Indikationsstellung vorzunehmen, welche darin besteht, den zu erwartenden Schaden und Nutzen einer Behandlung einzuschätzen. Maßnahmen ohne therapeutischen Nutzen oder bei einem unausgeglichenen Verhältnis von Schaden und potentiellem Nutzen dürfen nicht angeboten werden. Ein so genanntes „futile treatment" wäre beispielsweise die Verabreichung kreislaufstabilisierender Medikamente bei einem Sterbenden, was als sinnlos, also „futile" betrachtet werden kann, da das Ziel der Lebensverlängerung nicht mehr besteht und damit die Indikation dieser Therapie entfällt. (Schneidermann et al. 1990 und Simon 2010 in Simon, 2011, S. 499) Dass eine Therapie in solchen Fällen trotzdem nicht eingestellt wird, wird häufig berichtet, was wiederum verschiedene Ursachen hat. Solche Situationen sind tatsächlich häufig von großer medizinischer Unsicherheit geprägt und es bleibt lange unklar, wann eine Therapie nun wahrscheinlich keinen Nutzen für den/ die Patienten/in hat. (Marckmann & Michalsen, 2013, S. 64) Eine Möglichkeit dies einzuschätzen besteht darin, die Überlebenswahrscheinlichkeit des oder der Betroffenen anhand eines Scores, wie etwa dem SAPS oder APACHE II einzuschätzen. Grundmann (2013) zeigte jedoch in einer Literaturrecherche auf, dass diese recht umstritten sind, obwohl sie eigentlich als relativ zuverlässiges Prognosetools gelten. Allerdings sind diese dabei nur unwesentlich zuverlässiger als die subjektiven, erfahrungsbasierten Einschätzungen von ÄrztInnen und Pflegekräften. Die Prognosefähigkeit dieser beiden Berufsgruppen wird demnach auch als vergleichbar zuverlässig eingestuft. (Grundmann, 2008, S. 155–159) Dennoch wird in Befragungen davon berichtet, dass speziell Entscheidungen zur Therapiebegrenzung häufig aus Angst unterlassen wurden, da keiner die Verantwortung für den Abbruch einer Therapie übernehmen wollte. Diese Beobachtung wird mit dem Anspruch und Habitus von (Klinik)ÄrztInnen begründet. Demnach hätten Kliniken den Auftrag kurativ und nicht palliativ zu behandeln. Plakativ ausgedrückt, in dieser Klinik wird behandelt und nicht gestorben. Das Prinzip der Lebenserhaltung um jeden Preis wird damit begründet, dass die behandelnden ÄrztInnen häufig den Tod nicht akzeptieren könnten und Angst vor der Auseinandersetzung damit hätten. (Albisser Schleger et al., 2008, S. 71) Das Sterben wird in Akutkrankenhäusern noch immer tendenziell als Störfall betrachtet und das obwohl mittlerweile 42-45% der Menschen jedes Jahr im Krankenhaus versterben. (Schaeffer & Ewers, 2013, S. 160) Ein weiterer Aspekt, der in dieser Problematik wahrscheinlich auch eine wesentliche Rolle spielt, sind die hierarchisch bedingten Konflikte in den Kliniken. So beschreiben Salomon und Ziegler (2007) anhand von typischen Fallbeispielen, wie sich Hierarchien negativ auf Entscheidungsfindungen und die betroffenen Personen auswirkt. Demnach kommt es häufig vor, dass vorgesetzte Ober- oder ChefärztInnen gewissermaßen allein aufgrund ihrer Position und dem zusammenhängenden Machtungleichgewicht untergebene ÄrztInnen und Pflegekräfte auch ohne nachvollziehbare Argumentation überstimmen oder nicht in Entscheidungen miteinbeziehen. Solche militaristisch anmutenden Hierarchien sind offenbar noch immer gang und gäbe und verhindern sehr zuverlässig die angemessene Lösung von ethischen Entscheidungskonflikten. (Salomon & Ziegler, 2007, S. 181–184) Dementsprechend äußerten sich bei Albisser et al. (2008) die Pflegenden weniger zufrieden mit den Entscheidungsprozessen als die ÄrztInnen. Die zuständigen OberärztInnen nahmen außerdem die Entscheidung als kollegialen Teamprozess wahr, während die AssistenzärztInnen und Pflegekräfte diese eher als rein oberärztliche Entscheidung einordneten. (Albisser Schleger et al., 2008, S. 71)

Lebensqualität

Der Aspekt der zu erwartenden Lebensqualität, bzw. dessen Erhalt spielt im Rahmen von Therapieentscheidungen eine zunehmend wichtige Rolle. Das Konzept der Lebensqualität ist jedoch als grundsätzlich subjektive Konstruktion zu verstehen und kann dementsprechend individuell extrem variieren. Im medizinischen Kontext wird daher versucht dies anhand einer gesundheitsbezogenen Lebensqualität zu definieren. So fließen darin zum einen die subjektive Wahrnehmung von Gesundheit und Krankheit, die Bewertung von Funktionsfähigkeit, sowie das Wohlbefinden und soziale Faktoren mit ein. (Dörr, 2013, S. 79–80) Es existieren eine Vielzahl an Studien, zur Messung der Lebensqualität und zur Validierung der entsprechenden Instrumente. Mithilfe dieser Instrumente wird diese im Zusammenhang mit verschiedenen Erkrankungen, unter Berücksichtigung der durchgeführten Behandlung und Therapien untersucht, um einen Einfluss und damit Sinnhaftigkeit dieser Therapien abschätzen zu können. Als Beispiel zu nennen wäre die durch eine bestimmte Therapie erreichte Lebenszeitverlängerung und damit verbundene zu erwartende Lebensqualität in der Onkologie. (Bullinger, 2014, S. 101) Speziell im Intensivmedizinischen Setting ist es grundsätzlich so, dass die Lebensqualität während des Aufenthalts absinkt und sehr häufig auch nach der Entlassung als wesentlich beeinträchtigt betrachtet werden kann. Dies ist jedoch wiederum auch ganz wesentlich abhängig von der Art der Erkrankung und den bleibenden Einschränkungen nach der Entlassung. Mörer (2013) verweist in seinem Beitrag hierbei vor allem auf das Problem der schwerstkranken mit einer maximal invasiven Therapie, von denen nach einem Jahr nur noch etwa 12% am Leben sind und ein unabhängiges Leben führen können. Die Erwartungen an dieses Outcome, gemessen am langfristigen Überleben und damit verbundener Lebensqualität, sind offenbar bei Angehörigen häufig höher als bei den behandelnden ÄrztInnen. Gleichzeitig wird kritisiert, dass diese divergierende Einschätzung nicht entsprechend an Angehörige, aber auch PatientInnen kommuniziert wird. (Möhrer, 2013, S. 110) Erschwerend hinzu kommt allerdings, dass Studien gezeigt haben, dass Fremd- und Selbsteinschätzung der Lebensqualität nicht unbedingt übereinstimmen.

Angehörige, ÄrztInnen und Pflegekräfte schätzen diese also unter Umständen anders ein, als es der Betroffene selbst tun würde. Außerdem zeigte sich auch, dass diese Selbstwahrnehmung der eigenen Lebensqualität nicht zwangsläufig im Zusammenhang mit dem Schweregrad der Erkrankung, Verbesserungen oder Verschlechterungen stehen müssen. Langfristig können psychosoziale Faktoren, wie Coping und Resilienz eine entscheidende Rolle spielen, die jedoch von außen kaum vorhersagbar sind. (Bullinger, 2014, S. 101) Da schwerstkranke IntensivpatientInnen jedoch häufig sediert, beatmet und damit nicht oder nur eingeschränkt auskunftsfähig sind, stellt die Einschätzung der aktuellen Lebensqualität bereits eine Herausforderung dar. Die zukünftige Einschätzung vorzunehmen, ist daher noch wesentlich komplexer und stellt eine große Herausforderung dar, vor allem bei unklarem Überleben und bleibenden Einschränkungen.

Einschätzung des Patientenwillens
Die Problematik des Nicht-äußern-Könnens nimmt aber noch einen weiteren ganz grundsätzlichen Aspekt im Komplex der Therapieentscheidungen ein. Ein ganz wesentlicher Punkt bei jedweder Therapieentscheidung spielt nämlich die Einwilligung des/der Patienten/in. Es gilt der Grundsatz des „informed consent", demnach zunächst eine umfassende Aufklärung zu der geplanten Prozedur erfolgen muss und diese erst nach Einwilligung des/der Patienten/in erfolgen darf. Ausnahmen sind Eingriffe im Notfall bei bewusstlosen PatientInnen und spezielle Situationen, etwa im psychiatrischen Bereich. (Marckmann & Michalsen, 2013, S. 64) Ist der Wille des/r Patienten/in und damit eine Einwilligung nicht ermittelbar, muss eine Orientierung am mutmaßlichen Willen des/der Erkrankten erfolgen. Das konkrete Vorgehen zur Ermittlung dieses Willens wird in den Paragraphen §1901a und §1904 des Bürgerlichen Gesetzbuches (BGB) geregelt. Demzufolge muss zunächst eine verfasste Patientenverfügung begutachtet und deren Vorgaben mit der aktuellen Situation abgeglichen werden. Liegt keine vor oder lassen sich die darin beschriebenen medizinischen Situationen und Bedingungen nicht mit der aktuellen Situation abschließend vereinbaren, muss der mutmaßliche Wille anhand von Befragung eines/r Bevollmächtigten oder den nächsten Angehörigen ermittelt werden. Im Konfliktfall oder wenn keine hilfreichen Informationen zur Ermittlung des mutmaßlichen Willens zur Verfügung stehen, muss durch das Gericht ein/e BetreuerIn bestimmt werden. Das Recht auf eine grundsätzliche Aufklärung zum Sachverhalt der vorgeschlagenen medizinischen Maßnahmen, mit Chancen und Risiken ist ebenfalls gesetzlich in § 630e des Bürgerlichen Gesetzbuches verankert. (Bundesministerium für Justiz und Verbraucherschutz, 2017) Nun stößt man in der Praxis in dem Zusammenhang auf zwei grundsätzliche Problematiken. Zum einen zu definieren wann eine Person nicht mehr geschäfts- und damit einwilligungsfähig ist. Zum zweiten aber auch, wie nun im Detail der mutmaßliche Wille ermittelt werden soll. Folgerichtig wird auch in

manchen Studien von Konflikten durch unterschiedliche Ansichten zwischen Behandlungsteam und Angehörigen oder BetreuerInnen berichtet (Dyo et al., 2016, S. 45; Whitehead et
al., 2015, S. 120). Dies umso mehr, wenn etwa eine Therapie nur aufgrund des Wunsches
der Angehörigen durchgeführt wurde, obwohl dies nicht dem mutmaßlichen Willen des/der
Betroffenen entsprochen hätte (Falco-Pegueroles et al., 2015, S. 600). Tatsächlich ergaben
Untersuchungen, dass bei der Ermittlung des mutmaßlichen Patientenwillens über die Angehörigen offenbar viele weitere Faktoren eine Rolle spielen und dass der von den Angehörigen gemutmaßte Patientenwille und der tatsächliche Patientenwille nur in etwa 68% der
Fälle übereinstimmten. (Schaider, Borasio, Marckmann & Jox, 2015, S. 109)

Ethische und rechtliche Unsicherheiten

Obwohl die Gesetzeslage der Entscheidungsfindung relativ klar erscheint, Verfahrensan-
weisungen und Leitlinien zum Thema Therapiezieländerung und Therapiebegrenzungen in
der Intensivmedizin erarbeitet wurden, herrscht offenbar noch eine große Unsicherheit vor,
wie in einem solchen Fall verfahren werden soll. Die DIVI positioniert sich hier eindeutig
und beschreibt in einem spezifischen Positionspapier die Kriterien der Entscheidungsfindung, mit denen die notwendige Indikationsstellung, Feststellen des (mutmaßlichen) Patientenwillens, mit allen denkbaren Einschränkungen, sowie das notwendige Zulassens des
Sterbens bewerkstelligt werden kann. Auch der Aspekt der Kommunikation untereinander
und mit den Angehörigen finden Berücksichtigung und werden beschrieben. (Janssens et
al., 2013) Dennoch gaben in der Befragung von Albisser Schleger et al. (2008) 35% der
Ärzte und 48% der Pflegekräfte an, sich bei der Entscheidungsfindung unsicher zu fühlen.
63% der ÄrztInnen und auch 58% der Pflegenden gaben gar an, dass ihre Ausbildung sie
nicht ausreichend auf diese vorbereitet hätten. Hierbei wurden am häufigsten Schwierigkei-
ten bezüglich rechtlicher Unsicherheiten, Kommunikationsprobleme und ethisch-moralische Zweifel genannt. Die Folge war, dass keiner die Entscheidung zur Therapiebegrenzung übernehmen wollte, aus Angst vor dessen Folgen und möglicherweise auch aus dem
althergebrachten Berufsverständnisses der Lebenserhaltung um jeden Preis. (Albisser
Schleger et al., 2008, S. 71–72)

3.4 Fazit

Zusammenfassend lässt sich also festhalten, dass die Intensivmedizin aufgrund der beschriebenen medizinischen, gesellschaftlichen, aber auch berufspolitischen Entwicklungen
eine Art kumulierendes Konfliktzentrum im ohnehin schon nicht konfliktarmen Klinikbereich
darstellt. Fragen um Therapieentscheidungen, Therapiezieländerungen oder Abbruch und
Verzicht von kurativen Maßnahmen bilden hierbei die zentralen Konfliktbereiche, in dem
sich aber auch viele andere Aspekte wiederfinden, die eher indirekt mit dieser Thematik

selbst zu tun haben. Beispielhaft zu nennen wären vor allem altertümlich anmutende Hierarchien, ein sich verschärfender Fachkräftemangel, Konflikte aufgrund ungenügender Kommunikation und unklarer Aufgabenverteilung zwischen den Professionen, sowie andere äußere Faktoren des klinischen Betriebs, wie etwa ein anhaltender finanzieller Druck. Dieser Gesamtkomplex an potentiellen Konfliktherden und Ursachen kann zu anhaltenden psychisch-emotionalen Belastungen führen, wie etwa einem Moral Distress. Davon wiederum können Pflegende im besonderen Maße betroffen sein, da sie aufgrund des sehr engen Patientenkontakts, bei gleichzeitig starker Einbindung in Fragen der Therapiesteuerung und tendenziellem Ausschluss aus Therapiezielentscheidungen zwischen den Stühlen sitzen. Eine mögliche Folge ist das regelmäßige gegen die eigenen Überzeugungen Handeln-müssens, vor allem, wenn Pflegende vermehrt in Diagnostik und Therapie assistierend, aber auch selbstständig steuernd eingebunden werden.

4. Hypothesen und Forschungsdesign

Die Relevanz von Moral Distress in Zusammenhang mit den Herausforderungen des klinischen Alltags, speziell im intensivmedizinischen Bereich, herauszustellen, ist ein wesentliches Ziel dieser Forschungsarbeit. Dementsprechend standen zu Beginn der Arbeit die nachfolgenden Forschungsfragen im Fokus:

- Wie häufig kommt es im intensivmedizinischen Bereich zu ethisch-moralischen Konflikten bei den Pflegekräften und wie stark werden diese dadurch belastet?
- Welche Faktoren wirken auf das grundsätzliche Erleben von und die erlebte Belastung durch ethische Konflikte ein?
- Wie stark wirkt sich der Faktor des Nichteinbeziehens von Pflegekräften in Therapieentscheidungen auf das Konflikterleben und die Belastungen aus?

4.1 Hypothesenentwicklung

Auf Basis der theoretischen Überlegungen zu ethisch-moralischen Konflikten, Moral Distress und den Besonderheiten der Pflege im Intensivmedizinischen Bereich, konnten spezifische Vermutungen und Schlussfolgerungen gezogen werden. Diese können jedoch zum Teil nicht ausschließlich anhand der Literatur direkt beantwortet werden, da sich die empirischen Erkenntnisse auf andere Länder und damit unterschiedlichste Strukturen der Versorgung und auch Ausbildung beziehen, bzw. sich auch nicht dem intensivmedizinischen Bereich zuordnen ließen. Eine Übertragbarkeit der Erkenntnisse ist somit nicht immer zulässig, wenngleich auch vieles von dem generell plausibel erscheint. Basierend auf der aufgeführten Literatur und den dargestellten Schlussfolgerungen, wurden nun folgende ein- und zweiseitig formulierte Hypothesen abgeleitet:

1. Persönliche, individuelle Faktoren wie Alter, Geschlecht, formale Bildung, Berufserfahrung und Kennzeichen der Beschäftigung wirken sich auf das Erleben von ethischen Konflikten und moralischen Stress aus.
2. Pflegende werden am stärksten durch Therapieentscheidungskonflikte mit ethisch-moralischer Dimension belastet. Das größte ursächliche Problem ist somit die Nichteinbindung in medizinische Entscheidungsprozesse.
3. Je häufiger verschiedene Formen ethischer Konflikte erlebt werden, desto größer ist die moralische Belastung.
4. Eine hohe institutionelle ethische Unterstützung kann zu einer geringeren Ausprägung von moralischem Stress beitragen.
5. Arbeitsbedingte Belastungen beeinflussen die Wahrnehmung von ethischen Konflikten und moralischem Stress.
6. Ein ausgeprägter moralischer Stress beeinflusst die Arbeitszufriedenheit negativ.

© Springer Fachmedien Wiesbaden GmbH, ein Teil von Springer Nature 2019
F. Graeb, *Ethische Konflikte und Moral Distress auf Intensivstationen*,
Best of Pflege, https://doi.org/10.1007/978-3-658-23597-0_4

7. Eine gute Einbindung in Entscheidungsprozesse und eine funktionierende Koope-
    ration in und zwischen den Berufsgruppen wirkt sich positiv auf das Stresserleben
    aus.

8. Wird die Ethikkompetenz im therapeutischen Team (hier eigene, KollegInnen, Ärzt-
    Innen und OberärztInnen) als hoch wahrgenommen, wirkt sich das positiv auf den
    gemessenen moralischen Stress und das Ausmaß an ethischen Konflikten aus.

4.2 Fragebogenentwicklung

Die Konzeption des Fragebogens orientierte sich an den formulierten Hypothesen und
wurde in der hier vorliegenden Form nach Sichtung der ausgewählten Literatur entsprechend konstruiert. Er lässt sich in drei Abschnitte unterteilen. Der erste Abschnitt beinhaltet
Fragen zum Berufsalltag, Arbeitsaufwand und -belastungen, sowie Faktoren, die für oder
gegen eine konkrete institutionelle ethische Unterstützung sprechen. Der zweite Teil besteht aus dem konkreten Erleben von ethisch-moralischen Konflikten, sowie den Belastungen und Ursachen, die damit verknüpft werden. Der dritte Abschnitt beinhaltet demographische Angaben, Fragen zu Fort- und Weiterbildungen, sowie dem Beschäftigungsumfang.
Der Fragebogen beginnt mit einem Deckblatt, auf dem der Hintergrund und Zweck der Befragung, sowie das Vorgehen knapp erklärt werden. Die beiden ersten Abschnitte leiten mit
einem kurzen Text zur Erläuterung des jeweiligen Bereichs ein. Der komplette Fragebogen
befindet sich im Anhang der Arbeit (S. 105). Auf diesem ist auch vermerkt, welche Fragen
aus bereits bestehenden Fragebögen übernommen, bzw. leicht angepasst und welche
selbst konstruiert wurden.

4.2.1 Fragen zum Arbeitsalltag

Dieser Abschnitt beginnt mit einer Erläuterung und dem Hinweis, bei den nachfolgenden
Fragen an einen gewöhnlichen durchschnittlichen Arbeitstag zu denken und dementspre-
chende Einschätzungen abzugeben. Ausgehend von der Befragung im Rahmen des Pflege
Thermometers zur Arbeitssituation im Intensivbereich von 2012 (Isfort & Weidner, 2012),
wurden Anhaltspunkte definiert, die die allgemeinen Arbeitsbedingungen kurz und knapp
einschätzbar machen sollten. Neben den direkten Fragen zur fachlichen Ausrichtung der
Station (Frage 1), der allgemeinen Arbeitsbelastung und den allgemeinen Arbeitsbedingungen (Fragen 3 und 4), wurde der Patienten-Pflege Schlüssel (Frage 2) als Anhaltspunkt
hierfür gewählt. Ein Teil der Items wurden aus dem Fragebogen von Isfort und Weidner
direkt übernommen und lediglich minimal ergänzt. Dazu gehört ein Block von mehreren
Statements (Frage 5), deren Richtigkeit durch die Befragten anhand einer 4-Punkte Likert
Skala, von trifft voll zu bis trifft gar nicht zu, eingeschätzt werden sollten. Es wurde bewusst
auf einen mittleren Wert verzichtet, um die Befragten dazu zu bringen sich für oder gegen

eine Aussage zu entscheiden. Inhaltlich sollten mit den einzelnen Aspekten Einschätzungen zur Versorgungsqualität, ethische Unterstützung durch die Abteilung und Klinik, potentielle Patientengefährdungen, sowie Beteiligung an Therapieentscheidungen abgebildet werden. Hinzu kamen noch die Einhaltung von Pausenzeiten, Personalbesetzung und Schutz der Privat- und Intimsphäre der PatientInnen. Da die Studienlage zu ethisch-moralischen Konflikten und MD den Konfliktpunkt Beteiligung an Therapieentscheidungen in den Mittelpunkt rückte (siehe 2. Kapitel), folgten zwei spezifische Fragen zu dem Themenbereich. Zum einen wurde nach der Beteiligung an allgemeinen Therapieentscheidungen (Frage 6), etwa im Zusammenhang mit der Entwöhnung von der Beatmung (Weaning) gefragt. Als zweites wurde um eine persönliche Einschätzung der Einbindung in Entscheidungen zur Therapiefortsetzung und Beendigung (Frage 7) gebeten. Mit der Frage nach der Zusammenarbeit innerhalb des pflegerischen Teams, mit dem ärztlichen KollegInnen, sowie anderen Berufsgruppen (Frage 8) sollte ein weiterer Aspekt der Kooperation erfragt werden. Da in der Literatur ein enger Zusammenhang zwischen beruflicher Unzufriedenheit und angestrebtem Stellenwechsel (Frage 9) sowie Berufswechsel (Frage 10) mit dem Erleben von MD nachgewiesen wurde, fanden auch Fragen dazu Eingang. Neben der aktuellen Situation wurde dabei auch nach zurückliegenden Arbeitsstellenwechsel und dessen Gründen gefragt (Frage 11 und 12). Dieser erste Teil umfasst insgesamt vier Seiten.

4.2.2 Fragen zur Wahrnehmung ethischer Konflikte im Klinikalltag

Der zweite Abschnitt besteht hauptsächlich aus dem Fragebogen nach Sauer zum Erleben von ethisch-moralischen Konflikten (Sauer, 2011). Dieser beinhaltet Fragen nach der Häufigkeit von intra- und interpersonellen Konflikten (5-Punkt-Likert-Skala, eher täglich bis gar nicht) und das Ausmaß der daraus resultierenden Belastung (4-Punkt-Likert, sehr stark bis gar nicht). Einleitend wurde ein an den Text von Sauer angelehnte Erklärung an den Anfang gestellt, der den Begriff des ethisch-moralischen Konfliktes definiert, um eine gemeinsame Basis der Einschätzung zu ermöglichen:

> „Unter einem ethischen oder ethisch-moralischen Konflikt wird für gewöhnlich ein ungutes Gefühl beschrieben, das entsteht, wenn sich zwei oder mehrere Werte gegenüberstehen. Dies kann als intrapersoneller Konflikt auftreten, das heißt Ihnen ist es nicht möglich entsprechend Ihren persönlichen moralischen Überzeugungen zu arbeiten. Oder als interpersoneller Konflikt. Das heißt Ihre persönlichen Werte und Überzeugungen geraten mit denen von dritten in Konflikt, beispielsweise von Kolleginnen, Kollegen, Vorgesetzte oder Vertreter anderer Berufsgruppen."

Im diesem Abschnitt wird außerdem nach den vermuteten Ursachen für Konflikte gefragt, indem eine Auswahl an Möglichkeiten vorgegeben und nach deren Häufigkeit des Auftretens gefragt wurde. Es wurde eine 5-Punkt-Likert-Skala angeboten, die von sehr häufig, eher häufig, eher selten bis nie reichte. Einer Tendenz zur Mitte wurde so erneut vorgebeugt, da sich die Befragten trotzdem mindestens zwischen eher häufig und eher selten entscheiden mussten. Die von Sauer übernommene Aufzählung an möglichen Ursachen wurde um das Item „mangelnde Ausstattung der Station oder bauliche Mängel" ergänzt. Außerdem wurde im gleichen Schema nach den auftretenden ethischen Konflikten und deren Häufigkeit gefragt. Auch hierfür wurde eine Liste derselben Quelle mit den häufigsten Konfliktsituationen oder klinischen Ursachen vorgelegt. Diese Liste wurde um den Aspekt des „unzureichenden Schutzes der Privat- und Intimsphäre" ergänzt, was an das Item der mangelhaften Ausstattung anschließen sollte. Es folgen Fragen zur Einschätzung der ethischen Kompetenz bei der befragten Person selbst, den pflegerischen und ärztlichen KollegInnen. Ferner wurde gefragt, welche Auswirkung die Konflikte auf die Qualität der eigenen Arbeit, der der KollegInnen, sowie die eigene Arbeitszufriedenheit hat (4-Punkt-Likert Skala). Ergänzt wird die Einschätzung um eine 11 stufige Skala zur Einschätzung der ethisch begründeten Gesamtbelastung in den letzten zwei Wochen. Diese Skala ist angelehnt an den Moral Distress Thermometer (Wocial & Weaver, 2013) und wird daher auch im Text als Moralischer Stress Thermometer (MST) bezeichnet. Der Abschnitt schließt ab mit der Frage nach Unterstützungsmöglichkeiten, wobei Mehrfachnennungen anhand einer Liste oder eigenen Ideen möglich waren. Auch die Auswahlmöglichkeit „keine Unterstützung notwendig" konnte angekreuzt werden.

4.2.3 Fragen zur Person

Der dritte und letzte Abschnitt beinhaltet Fragen zum Geschlecht, Alter, Schulabschluss, Berufserfahrung in Jahren, bisherigem und aktuellem Beschäftigungsumfang, in welchem Arbeitszeitmodell die Pflegekräfte tätig sind, sowie dem Beschäftigungsverhältnis. Es schließen sich Fragen zu getätigten Überstunden im letzten halben Jahr, sowie der Möglichkeit entsprechenden Freizeitausgleich zu nehmen an. Darüber hinaus wurde nach weitergehenden Zusatzqualifikationen, wie etwa einer Fachweiterbildung und der Teilnahme an Fortbildungsangeboten zu ethischen Themen im letzten Jahr gefragt.

4.2.4 Pretest des Fragebogens

Der Fragebogen ist in dieser Form zuvor nicht getestet worden. Er besteht jedoch aus Fragen und Abschnitten, die sich in anderen Befragungen bewährt haben. So ist der Abschnitt zu ethisch-moralischen Konflikten so oder ähnlich in diversen Befragungen zur Anwendung gekommen (Neitzke, 2011; Sauer, 2011) und basiert schlussendlich auf Kriterien, wie sie auch im validierten Instrument des Moral Distress Scale Verwendung finden. Auch aus der Befragung von Isfort und Weidner (Isfort & Weidner, 2012) wurden teilweise Fragen direkt übernommen. Diese Befragungen weisen eine hohe Güte und Qualität auf. Die Verwendung dieser Abschnitte ermöglicht ferner eine Vergleichbarkeit der Ergebnisse hinsichtlich der Situation in anderen Kliniken und damit eine Einordnung der Ergebnisse.

Es wurde nach Fertigstellung des Fragebogens ein Standard Pretest auf einer nicht an der Befragung beteiligten Intensivstation mit insgesamt zwölf Freiwilligen durchgeführt. Die

Schwerpunkte des Pretests wurden hierbei auf den gemessenen Zeitaufwand für das Ausfüllen, Verständlichkeit der Fragen und damit Handhabbarkeit gelegt. Ferner sollten die Befragten über ein mögliches „ungutes Gefühl" beim Ausfüllen des Bogens Auskunft geben und wurden dazu aufgefordert allgemeine Anmerkungen, Kommentare und Verbesserungsvorschläge abzugeben. (Lenzner, Neuert & Otto, 2014, S. 2) Die Gruppe bestand aus Pflegenden unterschiedlichen Alters, Berufserfahrung und ethnischer Herkunft. Für das Ausfüllen des Fragebogens wurden zwischen 12 und 30 Minuten benötigt, mit einem Mittelwert von 17,33 Minuten (SA 3,44). Was die allgemeine Verständlichkeit betrifft wurden kaum Probleme rückgemeldet, auch wenn sich zeigte, dass Nicht-Muttersprachler im Allgemeinen etwas mehr Zeit zum Ausfüllen benötigten. Es ergaben sich aber keine Hinweise auf ein generelles Verständnisproblem. Eine Pflegekraft gab an, dass sie eine Neigung zum negativen bei ihrem Antwortverhalten wahrgenommen hätte. Einmal wurde rückgemeldet, dass bei der Likert-Skalierung bei Frage 5 keine mittlere Auswahlmöglichkeit zur Verfügung stand, was jedoch bewusst so konstruiert wurde. Es wurden ferner Hinweise zu Formulierungsverbesserungen gegeben. So wurde beispielsweise eine Differenzierung der Frage nach der ethischen Kompetenz der ÄrztInnen in AssistentInnen und OberärztInnen vorgeschlagen. In einem Fall wurde versehentlich eine Doppelseite ausgelassen, woraufhin die Seitennummerierung vergrößert wurde.

Der fertiggestellte Fragebogen musste als Bedingung für die Bewilligung zur Teilnahme zunächst in die Betriebsräte der jeweiligen Kliniken gegeben werden. Auf Basis derer Rückmeldungen wurden weitere Anpassungen vorgenommen. So wurden zum Zwecke eines besseren Daten- und Persönlichkeitsschutzes die Angaben zu Alter und Berufserfahrung gruppiert. Als Ursache für Konflikte wurde die Option „mangelnde ethische Kompetenz der ÄrztInnen" und „mangelnde ethische Kompetenz der Pflegenden" kritisch gesehen. Der Vorschlag diesen Punkt auf jeweils „unterschiedliche Sichtweisen auf das ethische Problem" abzuändern wurde akzeptiert. Es entstand eine spontane Irritation bei der Auswahlmöglichkeit „Geschlecht Anderes", weshalb diese Auswahlmöglichkeit gestrichen wurde. Auch die Begriffe „sinnlose Lebensverlängerung" und „sinnloses Leiden" führten überraschenderweise zu Irritationen. Obwohl diese Phänomene in zahlreichen Studien belegt sind, scheinen die Begriffe und ihre Problematik nicht unbedingt geläufig. Die Anregung zur Umformulierung wurde daher aufgegriffen und diese Items in „fragwürdige Lebensverlängerung" und „sinnlos erscheinendes Leiden" abgewandelt.

4.3 Rekrutierung der Befragten und Erhebung der Daten

Es wurde eine Erhebung per anonymisierten Fragebogen durchgeführt. Befragt wurde in Kliniken der Akutversorgung in Stuttgart und Umgebung. Hierfür wurden alle Kliniken in Stuttgart und einem Radius von 25km formal angeschrieben und um deren Mitarbeit und

Unterstützung bei der Studie angefragt (Anschreiben s. Anhang). Ausgeschlossen wurde lediglich die Klinik, in dem der Forschende in den vergangenen fünf Jahren im Intensivbereich tätig war, aufgrund des persönlichen Bezugs und des zu erwartenden verfälschten Antwortverhaltens. Insgesamt wurden 17 Kliniken, zum Teil auch nur die übergeordneten Träger kontaktiert. In dem entsprechenden Kontaktschreiben wurden die Hintergründe und das Vorgehen der Arbeit kurz beschrieben. Als Einschlusskriterien waren neben der geografischen Verortung, lediglich das Vorhalten von mindestens einer Intensivstation, im primär Erwachsenenbereich definiert. Intermediate Care Einheiten, intensivähnliche Überwachungseinheiten und pädiatrische Intensivstationen wurden ausgeschlossen. Die Größe der Einheit spielte bei der Auswahl keine Rolle, genauso wenig wie die Größe der Klinik, gemessen an der Gesamtbettenzahl. Dementsprechend heterogen stellten sich schlussendlich die an der Befragung teilnehmenden acht Kliniken dar. Darunter waren unterschiedlichste Stationen und Kliniken zu finden, mit unterschiedlicher Bettenzahl, fachlicher Ausrichtung und Träger- oder Organisationsstruktur. Grundsätzlich wurden je nach Größe und Struktur der Kliniken und Träger die zuständige Pflegedienstleitung, Pflegedirektion oder, wenn bekannt, die zuständigen Abteilungs- oder Stationsleitungen angeschrieben. Die Kliniken die an der Befragung nicht teilnahmen, verneinten diese meist mit einem Verweis auf die zusätzlichen Belastungen der Mitarbeiter. Einige angeschriebene Krankenhäuser reagierten zunächst nicht auf die Kontaktaufnahme. Alle Kliniken, die beim ersten Anschreiben nicht antworteten, wurden ein zweites mal angeschrieben. Erfolgte auf dieses keine Reaktion, wurde dies als Absage gewertet. Erklärte die pflegerische Leitung ihr grundsätzliches Interesse, erhielt diese ein ausführlicheres Informationsschreiben zum Hintergrund und Vorgehen der Befragung, den Fragebogen (jeweils im Anhang) und es wurde ein Gesprächstermin vereinbart, in den meisten Fällen persönlich, in einem Fall gab es nur einen telefonischen Kontakt. Anschließend wurde das Vorhaben, inklusive dem Fragebogen, zur Begutachtung in den jeweiligen Betriebsrat oder Mitarbeitervertretung eingebracht. Erst nach deren positivem Votum wurde die Klinik in die Befragung aufgenommen und ein Termin mit den Stationen über die pflegerischen Leitungen vereinbart. Zielgruppe der Studie waren die Pflegekräfte der Intensivstationen im Erwachsenenbereich. Teilnehmen konnten alle mindestens 3-jährig ausgebildeten Pflegenden, auch sogenannte Leiharbeiter und eigentlich auf anderen Stationen beheimatete Teilnehmer einer Fachweiterbildung

Ein ethisches Clearing war aufgrund der Unabhängigkeit der Befragten und der freiwilligen, anonymisierten Teilnahme nicht notwendig. Da das Votum einer Mitarbeitervertretung die Voraussetzung für die Teilnahme war, kann dies als ein Clearing mit dem Ziel der Wahrung der Mitarbeiterrechte verstanden werden. Neben der Anonymisierung der Person, wurde außerdem vereinbart, dass die Ergebnisse der Kliniken nicht einzeln erhoben werden sollten, sondern nach der Durchmischung aller Fragebögen eine statistische Auswertung über die gesamte Stichprobe hinweg erfolgen sollte. Somit waren die Fragebögen für den Auswerter weder einer Person noch einer Klinik zuzuordnen und somit doppelt anonymisiert. Um den Rücklauf zu erhöhen wurde die Befragung mit der optionalen Teilnahme an einem Gewinnspiel kombiniert. Es wurden nach Abschluss der Arbeit drei Einkaufsgutscheine im Wert von einmal 50€ und zweimal 25€ verlost. Um daran teilzunehmen, wurde dem Fragebogen ein separates Schreiben (s. Anhang) beigelegt, auf dem eine Kontaktmöglichkeit zu notieren war. Dieser sollte separat vom Fragebogen abgegeben werden. Auf jeder teilnehmenden Station wurde eine abschließbare Kunststoffbox deponiert, in die sowohl der Fragebogen in einem Kuvert, sowie davon abgelöst der Bogen zur Teilnahme am Gewinnspiel eingeworfen werden konnten. In den meisten Fällen wurde während der Überlappungszeit dem jeweils anwesenden Früh- und Spätdienst das Projekt vorgestellt und um die Mitwirkung der Mitarbeitenden geworben. Teilweise erklärten sich einzelne MitarbeiterInnen oder die Stationsleitungen initiativ dazu bereit, für die Teilnahme zu werben. Es wurden entsprechend der Anzahl an MitarbeiterInnen der eingeschlossenen Stationen Fragebögen ausgegeben, in den meisten Fällen direkt in die personalisierten Postfächer der Pflegekräfte. In wenigen Ausnahmen wurden die Bögen lediglich prominent auf der Station platziert. Die Rücklaufquote schien jedoch von der Art der Fragebogenausgabe kaum beeinflusst zu werden. Der Befragungszeitraum betrug zwei Wochen, wobei in den meisten Fällen nach etwa einer Woche Kontakt zur Station aufgenommen wurde, telefonisch oder persönlich vor Ort. Ziel war es, an die Befragung zu erinnern und Probleme zu lösen oder auftretende Fragen zu beantworten. Der Befragungszeitraum erstreckte sich insgesamt vom 02.05. bis 23.06., da aus logistischen Gründen die Befragung nicht zeitgleich an allen teilnehmenden Kliniken stattfinden konnte. Nach dem Abholen der Box wurden die Fragebögen gezählt, die jeweilige Rücklaufquote der einzelnen Einheiten berechnet und daraufhin die Fragebögen durchmischt. Alle Informationsschreiben und ausgehändigten Unterlagen sind dieser Arbeit angehängt.

5. Ergebnisse

Die Ergebnisse der Befragung wurden mit SPSS 24© und Excel 2016© statistisch ausgewertet. Hierfür wurden wie beschrieben, die abgegebenen Fragebögen zunächst durchmischt und dann zufällig der Reihe nach manuell eingegeben. In einzelnen Fällen wurden Fragebögen nicht vollständig ausgefüllt. Waren die Kreuze unklar gesetzt, etwa zwischen die einzelnen Kästchen, wurde die Frage mit „nicht beantwortet" gewertet. Ausnahmen stellten lediglich die metrisch dargestellten Variablen dar, da diese dennoch mit ausgewertet werden konnten. Als Beispiel sei auf die Frage nach der durchschnittlichen Anzahl an betreuten PatientInnen verwiesen. Eine Platzierung des Kreuzes zwischen 2 und 3 wurde als 2,5 gewertet. Ein Teil der Auswertungen nach SPSS© wurden in Tabellenform direkt oder als eigene Darstellung begleitend zum Text eingefügt. Alle Auswertungstabellen sind im Anhang zu finden.

5.1 Deskriptive Darstellung der Ergebnisse

Es konnten insgesamt acht Kliniken im Stuttgarter Raum, mit zusammengenommen 12 Intensivstationen, in die Befragung eingeschlossen werden. Diese Kliniken stellen aufgrund ihrer unterschiedlichen Größe, fachlichen Schwerpunkten und verschiedensten Trägern ein gutes Abbild der Klinikstruktur im Stuttgart und Umgebung dar. So konnte etwa aus jeder Art der Trägerschaft mindestens eine Klinik rekrutiert werden. Es finden sich kommunal-öffentliche, private, gemeinnützige und kirchliche Träger in der Stichprobe, von der Grund- bis zur Maximalversorgung. Alle diese Kliniken verfügen über eine Möglichkeit der ethischen Beratung, entweder in Form eines ausgewiesenen Ethikkomitees oder anderen weniger formellen Gruppen und Diskussionsformen. Wie stark dieses Angebot genutzt wurde und wird, ist jedoch nicht bekannt.

Insgesamt wurden 535 Fragebögen verteilt, wobei die Anzahl der Mitarbeiter der jeweiligen Stationen zwischen 30 und knapp 90 variierte. Die Rücklaufquote kann als überdurchschnittlich gut angesehen werden und betrug über die gesamte Stichprobe 48,97% (N=262). Diese variierte zwischen den einzelnen Intensiveinheiten relativ deutlich, wobei die Station mit dem schwächsten Rücklauf immerhin trotzdem noch 27,59% lieferte. Die höchste Rücklaufquote betrug 77,14%. Mögliche Einflussvariablen auf die Rücklaufquote konnten allerdings aufgrund der verblindeten Auswertungsmethode nicht objektiv ermittelt werden. Auffällig war hingegen, dass die Anzahl an GewinnspielteilnehmerInnen wesentlich geringer ausfiel, als die Anzahl an ausgefüllten Fragebögen. Auf manchen Stationen betrug dieser Anteil unter den TeilnehmerInnen der Befragung lediglich knapp 25-50%. Bei anderen Stationen lag die Teilnahmequote dafür wiederum bei 80% und höher. Insgesamt wurden bei 262 eingeworfenen Fragebögen 186 Teilnahmebögen für das Gewinnspiel mit entsprechender Kontaktmöglichkeit ausgefüllt, was einem Anteil von etwa 71% entspricht. Ob

die Verknüpfung mit einem Gewinnspiel tatsächlich die Rücklaufquote wesentlich beeinflusst hat, ist somit nicht beurteilbar. Im nachfolgenden wird zunächst das Antwortverhalten
in den einzelnen Abschnitten des Fragebogens jeweils deskriptiv dargestellt, mit den
Schwerpunkten: Demografische Daten, Arbeitsbedingungen, arbeitsbedingte Belastungen
und Zufriedenheit, sowie ethische Konflikte und daraus resultierendem moralischen Stress.
Die SPSS© Ergebnistabellen und Rechenoperationen, die die Grundlagen für diese Auswertung lieferten, sind alle dieser Arbeit angehängt. Die statistische Signifikanz wird bei den
Korrelationsrechnungen für <0,05 als signifikant, <0,01 als sehr signifikant und <0,001 als
hoch signifikant definiert.

5.1.1 Demografische Daten

Der Anteil weiblicher Pflegekräfte an der Stichprobe betrug 78,2% (n=205), der der männlichen 20,6% (n=54), keine Angaben zum Geschlecht machten 1,1% (n=3). Für das Jahr
2015 ließ sich laut Statistischem Bundesamt ein weiblicher Anteil von etwa 85% und ein
männlicher Anteil von knapp 15% der pflegerischen Vollzeitstellen berechnen (Destatis,
2016, S. 55). Damit entspricht der Frauen-/ Männeranteil in dieser Stichprobe in etwa der
Geschlechterverteilung der Pflegenden im Klinikbereich in Deutschland. Die Altersvertei-
lung der Befragten ergab eine überraschend gleichmäßige Verteilung über alle Altersgruppen: 26% gaben an 30 Jahre oder jünger zu sein (n=68), zwischen 31 und 40 Jahre waren
26,3% (n=69), zwischen 41 und 50 Jahre 27,1% (n=71) und älter als 50 Jahre 19,5%
(n=51). Drei Befragte machten hierzu keine Angaben (1,1%). Ähnlich verhält es sich bei der
Anzahl an Berufsjahren nach Abschluss der Ausbildung. Bis zu fünf Jahre Berufserfahrung
gaben 16% (n=42), mehr als fünf bis zu 10 Jahre 17,6% (n=46), mehr als zehn bis zu zwan-
zig Jahren 23,3% (n=61), bis zu dreißig Jahren 30,9% (n=81) und mehr als 30 Jahre 11,1%
(n=29) der Befragten an.

Bei der Frage nach dem höchsten Bildungsabschluss gab in der Gesamtgruppe mit 51,9%
(n=136) ein recht hoher Anteil an Personen eine Hochschulreife und immerhin 5% (n=13)
ein abgeschlossenes Studium an. Einen wesentlichen Unterschied zwischen den Geschlechtern konnte hierbei nicht ausgemacht werden, wie Tabelle 1 zeigt.

Ein großer Anteil der Befragten hat bereits die Fachweiterbildung Anästhesie und Intensivpflege (54,6%; n=143) oder befindet sich aktuell in einer entsprechenden Weiterbildung
(10,3%, n=27). 23,1% (n=33) der Pflegenden mit dieser Fachweiterbildung waren männlich,
76,2% (n=109) weiblich. Laut den Daten des Statistischen Bundesamts liegt der Frauenan-
teil bei den Beschäftigten mit einer Fachweiterbildung Anästhesie/Intensivpflege bei 73%,
während der Männeranteil hier bei 27% liegt. (Destatis, 2016, S. 55) In dieser Kohorte
zeigte sich somit eine ähnliche Verteilung. Dies bedeutet, dass aufgrund der deutlich kleineren männlichen Gruppe, ein überproportional hoher Anteil an männlichen Fachweiterge-
bildeten in der Kohorte vorzufinden ist. Innerhalb der Geschlechtsgruppierung lässt sich

darstellen, dass 61,1% der männlichen Studienteilnehmer über eine Fachweiterbildung in der Intensiv- und Anästhesiepflege verfügte und der Anteil bei den weiblichen Pflegekräften lediglich bei 53,2% lag.

Tabelle 1 Kreuztabelle Geschlecht/ Schulabschluss			Schulabschluss					
			Haupt-schule	Mittlere Reife	Hoch-schulreife	Stu-dium	Andere	keine Angaben
Geschlecht	männlich	Anzahl	2	21	28	3	0	0
		% innerhalb von Geschlecht	3,7%	38,9%	51,9%	5,6%	0,0%	0,0%
	weiblich	Anzahl	1	85	108	10	1	0
		% innerhalb von Geschlecht	0,5%	41,5%	52,7%	4,9%	0,5%	0,0%
	keine Angaben	Anzahl	0	0	0	0	0	3
		% innerhalb von Geschlecht	0,0%	0,0%	0,0%	0,0%	0,0%	100,0%
Gesamt		Anzahl	3	106	136	13	1	3
		% innerhalb von Geschlecht	1,1%	40,5%	51,9%	5,0%	0,4%	1,1%

27,9% der Befragten besitzen die Qualifikation zur *Praxisanleitung* (n=73), 7,3% sind als *WundmanagerIn* tätig (n=19) und 11,5% haben die *Fachweiterbildung Stationsleitung* (n=30) abgeschlossen. Die Weiterbildung *Schmerzmanagement* (4,2%; n=11), *Palliativpflege* (3,4%; n=9), *Kinästhetik oder Bobath TrainerIn* (2,7%; n=7), sowie eine *andere zweijährige Fachweiterbildung* (1,9%; n=5) wurden ebenfalls genannt.

Tabelle 2 Beschäftigungsumfang		Häufigkeit (n)	%	Gültige %
Gültig	Vollzeit	144	55,0	55,0
	75% und mehr	58	22,1	22,1
	60-74%	33	12,6	12,6
	20-49%	23	8,8	8,8
	weniger als 20%, Minijob	1	,4	,4
	keine Angaben	3	1,1	1,1
	Gesamt	262	100,0	100,0

Es gab des Weiteren die Möglichkeit andere Aus-, Fort- und Weiterbildungen in einem Freitextfeld anzugeben. Hier zeigte sich eine große Mischung aus verschiedensten Zusatzqualifikationen, Ausbildungen, die bereits absolviert wurden oder im Moment noch absolviert werden. 9,1%

(n=24) gaben *Anderes* an, wobei sich 1,9% (n=5) aktuell in einem Studium befinden. Insgesamt zeichnet sich diese Kohorte durch einen hohen allgemeinen, wie auch speziell fachlichen Bildungsgrad aus. Um die mögliche Belastung durch den Beschäftigungsumfang abschätzen zu können, wurde auch nach diesem gefragt, sowie in welchem Umfang bisher überwiegend gearbeitet wurde. Tabelle 2 listet den aktuellen Beschäftigungsumfang auf.

Lediglich etwas mehr als die Hälfte der Pflegekräfte (55%; n=144) gab an, aktuell in Vollzeit tätig zu sein. Der Trend zur Teilzeittätigkeit in der Pflege bestätigt sich in dieser Kohorte somit ebenso. Die größte Gruppe an Teilzeitkräften bilden jene mit 75% Beschäftigungsverhältnis und mehr (22,1%; n=58). Lediglich eine Person gab an mit weniger als 20%, bzw. geringfügig beschäftigt zu sein. Der Anteil an diesen Minijobs dürfte in der Grundgesamtheit jedoch in Wahrheit größer sein. Bei der Frage, in welchem Umfang die Pflegenden denn bislang überwiegend beschäftigt waren, gaben 78,2% (n=205) an, bisher überwiegend Vollzeit gearbeitet zu haben. Nur 19,1% (n=50) gaben an, bislang schon länger Teil- als Vollzeit gearbeitet zu haben. Eine knappe Mehrheit von 36,6% (n=96) der Befragten arbeitete auf einer Station, die überwiegend chirurgische PatientInnen versorgte. 27,9% (n=73) ließen sich internistischen und 34,7% (n=91) interdisziplinären Stationen zuordnen. Viele der chirurgischen oder internistischen Stationen ließen sich sicherlich auch als interdisziplinär bezeichnen, da dort PatientInnen unterschiedlichster Disziplinen, beispielsweise aus der Kardiologie und Gastroenterologie auf einer internistisch geführten ICU behandelt werden. Unter interdisziplinär wurde hier jedoch die Behandlung von Internistischen und chirurgischen PatientInnen in einer Einheit verstanden.

5.1.2 Arbeitsbedingungen, -belastungen und -zufriedenheit

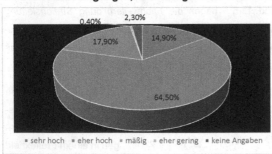

Abbildung 1 Arbeitsbelastung

Die Aspekte der Arbeitsbedingungen, -belastungen (Abb. 1) und -zufriedenheit (Abb. 2) sollten über verschiedene Items erfragt werden, direkt und indirekt. Die konkrete Frage nach der subjektiven Arbeitsbelastung ergab, dass sich mehr als dreiviertel der Befragten (79,4%; n=208) als belastete Gruppe zusammenfassen ließen. Die Arbeitszufriedenheit präsentierte sich jedoch gegensätzlich, denn trotz hoher Belastungen gaben eine deutliche Mehrheit an eher zufrieden (64,1%; n=168) oder gar völlig zufrieden zu sein (4,6%; n=12).

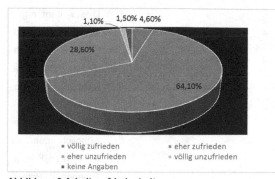

1,10%   1,50% 4,60%

28,60%

64,10%

- völlig zufrieden
- eher unzufrieden
- keine Angaben
- eher zufrieden
- völlig unzufrieden

Abbildung 2 Arbeitszufriedenheit

In einem nächsten Schritt wurden diese Ergebnisse dichotom dargestellt, indem die Antwortmöglichkeiten *sehr hoch/ eher hoch* zu *hohe Belastung* und die *Möglichkeiten mäßig/ eher gering* zu *geringer Belastung* für das Item Arbeitsbelastung in eine neue Variable umcodiert wurden. Die Arbeitszufriedenheit wurde von *völlig zufrieden/ eher zufrieden* in *zufrieden* und *eher unzufrieden/ völlig unzufrieden* in *unzufrieden* umcodiert. Die Analyse ergibt in der Kreuztabelle ein überraschendes Ergebnis (Tabelle 3). Ein hoher Anteil von 76,7% (n=135) der Pflegekräfte, die als eher zufrieden eingestuft wurden, gaben gleichzeitig eine hohe Arbeitsbelastung an. Damit war der Anteil der Personen, die von einer hohen Arbeitsbelastung berichteten unter den eher Unzufriedenen mit 91% (n=71) zwar höher, als unter den eher Zufriedenen. Dennoch überraschte der hohe Anteil an eher zufriedenen Pflegekräften bei jenen, die sich als eher belastet einschätzten. Dies legt damit die Vermutung nahe, dass nicht allein die subjektive Arbeitsbelastung auf die Arbeitszufriedenheit einwirkt, sondern noch andere Faktoren diese offensichtlich maßgeblich mitbestimmen, wozu unter anderem ethische Konflikte oder die Zusammenarbeit im interdisziplinären Team gehören könnten.

Tabelle 3 Kreuztabelle Arbeitszufriedenheit/ Arbeitsbelastung

| | | | Belastung dichotom | | |
			hohe Belastung	geringe Belastung	Gesamt
Zufriedenheit dichotom	zufrieden	Anzahl	135	41	176
		% innerhalb von Zufriedenheit	76,7%	23,3%	100,0%
	unzufrieden	Anzahl	71	7	78
		% innerhalb von Zufriedenheit	91,0%	9,0%	100,0%
Gesamt		Anzahl	206	48	254
		% innerhalb von Zufriedenheit	81,1%	18,9%	100,0%

Ein relativ einfacher, objektiver Marker zu Einschätzung der Arbeitsbelastung stellt der Faktor Betreuungsschlüssel dar. Bei der Frage nach der durchschnittlichen Anzahl an zu betreuenden PatientInnen konnte für alle drei Schichten jeweils zwischen 1, 2, 3, 4 und mehr als 4 PatientInnen gewählt werden. Da eine Anzahl von Befragten jedoch zwei nebeneinanderliegende Optionen gewählt oder ihr Kreuz dazwischengesetzt hatten, wurden auch „halbe" PatientInnen gezählt und das Ergebnis für eine bessere Übersicht umcodiert.

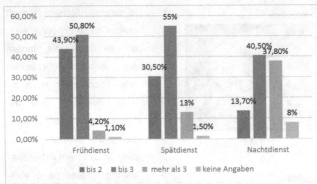

Dieses Item ergibt ein deutliches Bild. Schon im Frühdienst betreut die Mehrheit der Befragten (insgesamt 55%; n=144) für gewöhnlich mehr als die vom DGF empfohlenen 2 Patient-

Abbildung 3 Betreuungsquote

tInnen, wobei sich die Betreuungsquote im Spät- und Nachtdienst noch einmal wesentlich verschlechtert. Vor allem der Nachtdienst sticht mit einem Anteil von 37,8% (n=99), die mehr als drei PatientInnen betreuen, negativ heraus. Diese Verschlechterung der Betreuungsquote über die Schichten war zwar erfahrungsgemäß zu erwarten, lässt sich aber eigentlich fachlich nicht begründen. Die vergleichsweise hohe Anzahl an fehlenden Angaben von 8% (n=21) kann mit den Pflegekräften, die keine Nachtdienste arbeiten begründet werden.

Ein weiterer Aspekt, der Rückschlüsse auf Arbeitsbelastung zulässt, sind geleistete Überstunden. Mit 47,7% (n=125) gab fast die Hälfte der Befragten an, *oft* Überstunden zu machen. Mit *gelegentlich* antworteten immer noch 36,3% (n=95), sowie nur 11,5% (n=30) mit *selten* und 3,8% (n=10) mit *nie*. Zwei Befragte machten hierzu keine Angaben (0,8%). Die Frage, ob für diese geleisteten Überstunden auch zeitnah Freizeitausgleich gewährt wurde, ergab, dass bei immerhin 25,6% (n=67) dies *immer* der Fall war, bei 38,2% (n=100) *gelegentlich*, bei 22,1% (n=58) *selten* und bei 11,1% (n=29) *nie* der Fall war. Lediglich 3,1% (n=8) machten dazu keine Angaben, obwohl schon 3,8% angegeben hatten nie Überstunden zu leisten. Wird nun eine Kreuztabelle (Tabelle 4) mit diesen beiden Items angelegt, ergibt sich ein klareres Bild der Belastung durch Überstunden. Am seltensten einen zeitnahen Freizeitausgleich für geleistete Überstunden gaben jene an, die zuvor schon angegeben hatten, oft Überstunden zu leisten. Im Vergleich zu jenen, die oft Überstunden gemacht haben, ergibt sich bei jenen, die selten Überstunden leisteten ein umgekehrtes Bild. Das heißt, diejenigen, die ohnehin schon häufiger Überstunden machten, erhielten vergleichsweise selten einen zeitnahen Freizeitausgleich.

Einen starken Einfluss auf die Belastung und Zufriedenheit wird auch der Einschätzung der Zusammenarbeit im Team zugeordnet. Hierbei wurde zwischen der Zusammenarbeit im pflegerischen Team, mit den ärztlichen KollegInnen und anderen Berufsgruppen unterschieden.

Tabelle 4 Kreuztabelle Überstunden/ Freizeitausgleich			Freizeitausgleich für Überstunden					
			immer	gelegentlich	selten	nie	keine Angaben	Gesamt
Überstunden gemacht	oft	Anzahl	13	48	40	24	0	125
		% innerhalb von Überstunden gemacht	10,4%	38,4%	32,0%	19,2%	0,0%	100,0%
	gelegentlich	Anzahl	31	46	16	2	0	95
		% innerhalb von Überstunden gemacht	32,6%	48,4%	16,8%	2,1%	0,0%	100,0%
	selten	Anzahl	20	6	2	2	0	30
		% innerhalb von Überstunden gemacht	66,7%	20,0%	6,7%	6,7%	0,0%	100,0%
	nie	Anzahl	3	0	0	1	6	10
		% innerhalb von Überstunden gemacht	30,0%	0,0%	0,0%	10,0%	60,0%	100,0%
	keine Angaben	Anzahl	0	0	0	0	2	2
		% innerhalb von Überstunden gemacht	0,0%	0,0%	0,0%	0,0%	100,0%	100,0%
Gesamt		Anzahl	67	100	58	29	8	262
		% innerhalb von Überstunden gemacht	25,6%	38,2%	22,1%	11,1%	3,1%	100,0%

Das Antwortverhalten zu der Frage „Wie würden Sie die Zusammenarbeit auf Ihrer Station bewerten", wird in nachfolgender Tabelle 5 dargestellt. Insgesamt wurde die Zusammenarbeit in allen aufgeführten Konstellationen als überwiegend gut erlebt. Diese wird zwar für innerhalb des Pflegeteams mit zusammengenommen 88,6% mindestens als *gut* und damit am positivsten erlebt. Aber selbst die in der Literatur auch häufig als so konfliktbeladen beschriebene Kooperation mit dem ärztlichen Team wird von 72,1% als *gut* bis *sehr gut* beschrieben. Mit den anderen Berufsgruppen verhält es sich vergleichbar. Die Antwort *schlecht* wurde nur vereinzelt gewählt.

Was die Partizipation der Pflegekräfte bei Therapieentscheidungen betrifft, zielte die erste Frage nach der Beteiligung an allgemeinen Therapieentscheidungen vor allem auf eine gemeinschaftliche Therapiesteuerung ab, wie es etwa bei der Entwöhnung von der Beatmung (Weaning) häufig üblich ist (Isfort & Weidner, 2012, S. 9). Dieser spezielle Aspekt wurde in der Fragestellung als Ankerbeispiel verwendet. 17,9% (n=47) der Befragten stimmten der

Aussage völlig zu, dass sie im Allgemeinen an diesen und ähnlichen Therapieentscheidungen beteiligt werden. 61,1% (n=160) stimmten dem eher zu, 19,8% (n=52) stimmten dem eher nicht zu und lediglich 1,1% (n=3) stimmten der Aussage überhaupt nicht zu. Damit gaben fast 80% der Befragten an, prinzipiell in diese Entscheidungen mit eingebunden zu werden.

Tabelle 5 Zusammenarbeit auf der Station

	sehr gut	gut	ausreichend	schlecht	keine Angaben
Innerhalb des pflegerischen Teams	37,8% (n=99)	50,8% (n=133)	10,3% (n=27)	0,4% (n=1)	0,8% (n=2)
Mit dem ärztlichen Team	10,3% (n=27)	61,8% (n=162)	22,9% (n=60)	3,1% (n=8)	1,9% (n=5)
Mit anderen Berufsgruppen	9,9% (n=26)	66% (n=173)	21% (n=55)	2,3% (n=6)	0,8% (n=2)

Bei der Frage jedoch, ob die Pflegenden auch an Entscheidungen zu Therapiefortsetzung oder Beendigung beteiligt werden, ergibt sich ein anderes Bild. Während 6,5% (n=17) dem völlig zustimmten und 34,4% (n=90) dem eher zustimmten, stimmten 49,2% (n=129) eher nicht zu und 8,4% (n=22) überhaupt nicht.1,5% (n=4) machten keine Angaben. Es zeichnet sich somit das auch in den vorherigen Kapiteln beschriebene Problem der ungleichmäßigen Partizipation der Pflegenden ab. Einerseits werden diese an Entscheidungen im Zusammenhang mit der Therapiesteuerung stark beteiligt, andererseits wird dann die Einschätzung der Pflegenden bei Therapiezielentscheidungen tendenziell übergangen. Deutlich mehr als die Hälfte der Befragten gaben an *eher nicht* oder *gar nicht* an diesen Entscheidungen beteiligt zu werden. Bei einer Dichotomisierung der Antwortskala in *stimme zu,* und *stimme nicht zu,* zeigt die nachfolgende Kreuztabelle (Tabelle 6) folgende Ergebnisse, die die zuvor beschriebene Problematik bestätigen.

Beteiligung Therapiezielbestimmung

Tabelle 6 Kreuztabelle Beteiligung an Therapiesteuerung/ Therapiezielbestimmungen

			Stimme zu	Stimme nicht zu	Gesamt
Beteiligung Therapiesteuerung	Stimme zu	Anzahl	105	98	203
		% innerhalb von Therapiesteuerung	51,7%	48,3%	100,0%
	Stimme nicht zu	Anzahl	2	53	55
		% innerhalb von Therapiesteuerung	3,6%	96,4%	100,0%
Gesamt		Anzahl	107	151	258
		% innerhalb von Therapiesteuerung	41,5%	58,5%	100,0%

Pflegende, die an der alltäglichen Therapiesteuerung nicht maßgeblich beteiligt werden, werden auch bei Entscheidungen zu Therapiezielen nicht beteiligt. Dies verhält sich bei den Pflegenden, die an der Therapiesteuerung partizipiert werden anders. Mit 51,7% gab gut die Hälfte an, dass deren Einschätzung bei Therapiezielentscheidungen grundsätzlich mit Berücksichtigung finden würde. Fast genauso viele, 48,3%, gaben jedoch an, an diesen Entscheidungen eher nicht oder überhaupt nicht beteiligt zu werden.

In einer Itembatterie wurden weitere Aspekte abgefragt, die Hinweise für Arbeitsbedingte Belastungen, Kooperation und Zufriedenheit abbilden können. Ferner wurden auch Indizien für ethisches Handeln und Unterstützung der Mitarbeiter seitens des Unternehmens abgefragt. Die Ergebnisse sind in nachfolgender Tabelle 7 zusammengefasst. Die dunkle Schraffierung zeigt an, welchen Items tendenziell eher zugestimmt oder abgelehnt wurden. Dieser Itemkatalog lässt sich in vier Bereiche unterteilen. Diese beinhalteten Fragen zur Arbeitsbelastung durch die Personalbesetzung und Möglichkeiten Pausen zu nehmen, zur Partizipation und Entwicklungsmöglichkeiten, Fragen zum Handeln der Organisation, die potentiell Überlastungen der Mitarbeiter vorbeugen können und gleichzeitig einer optimierten Patientenversorgung dienen können, sowie Einschätzungen zur allgemeinen Versorgungssituation der zu Pflegenden.

Arbeitszufriedenheit und Arbeitsbelastungen

Wie Tabelle 7 darstellt, ergibt sich ein überraschend einheitliches Bild. Betrachtet man die Antwortvarianten wieder dichotom, als *stimme zu* und *stimme nicht zu*, ergibt sich etwa eine große Zufriedenheit, was die generelle Versorgungsqualität der PatientInnen betrifft. Kumulativ stimmen 79,8% (n=209) der Befragten der Einschätzung einer guten pflegerischen Versorgung *völlig zu* oder *eher zu*. 89,3% (n=234) sind davon überzeugt, dass die Grundbedürfnisse ihrer PatientInnen für gewöhnlich berücksichtigt werden können.

Dass eine gute Versorgung auf Station gewährleistet wird, gaben 90% (n=241) an. Eine deutliche Mehrheit von 66% (n=173) gab an, dass die baulichen Strukturen und Ausstattung eine Wahrung der Intim- und Privatsphäre weitestgehend ermöglichen. Es ließe sich daraus also schließen, dass die Ergebnisse der eigenen Tätigkeit und Arbeit als positiv erlebt wird. Auch die Items zur weiteren Einschätzung der Arbeitsbedingten Belastungen wurden eher positiv gewertet. So stimmten 77,2% (n=197) darin überein, dass im Normalfall ausreichend Personal in den Schichten eingeteilt ist, um eine sichere Patientenversorgung zu gewährleisten. 68,2% (n=179) gaben an, dass Pausenzeiten für gewöhnlich eingehalten werden können, allerdings gaben nur 43,9% (n=155) an, dass diese für gewöhnlich nicht unterbrochen werden müssen. Eine knappe Mehrheit von 55,7% (n=146) erlebt hingegen regelmäßige Unterbrechungen der Pausen.

Tabelle 7 Itembatterie Arbeitsbedingungen und institutionelle ethische Unterstützung

	Trifft voll zu	Trifft eher zu	Trifft eher nicht zu	Trifft gar nicht zu	keine Angaben
Für gewöhnlich sind in jeder Schicht ausreichend examinierte Pflegende eingeteilt, um eine sichere Patientenversorgung zu gewährleisten	20,2% (n=53)	55% (n=144)	21,4% (n=56)	1,9% (n=5)	1,5% (n=4)
Es findet eine qualitativ gute pflegerische Versorgung statt	15,3% (n=40)	64,5% (n=169)	17,2% (n=45)	1,1% (n=3)	1,9% (n=5)
Pausenzeiten können im Normalfall eingehalten werden	23,7% (n=62)	44,7% (n=117)	24% (n=63)	6,1% (n=16)	1,5% (n=4)
Eine Unterbrechung der Pause ist nur selten erforderlich	17,9% (n=47)	26% (n=68)	37% (n=97)	18,7% (n=49)	0,4% (n=1)
Aufgrund anhaltend angespannter Personalsituation findet eine Reduktion der Versorgung auf medizinische Kernbereiche statt (z.B. Sicherstellung vitaler Funktionen, Therapiefortführung)	8,8% (n=23)	34,7% (n=91)	47,3% (n=124)	7,3% (n=19)	1,9% (n=5)
es existieren klare Absprachen welche Maßnahmen der Patientenversorgung bei Überlastung/ Unterbesetzung des Pflegepersonals zunächst nicht durchgeführt werden sollen	5,7% (n=15)	22,5% (n=59)	42% (n=110)	29% (n=76)	0,8% (n=2)
Patientengefährdungen aufgrund unzureichender Personalausstattung werden vermieden, indem frühzeitig Bettplätze abgemeldet werden	8% (n=21)	29% (n=76)	29,4% (n=77)	32,4% (n=85)	1,1% (n=3)
Patientengefährdungen können nur auftreten, wenn infolge einer Katastrophe/ Großunfalls zeitgleich viele Patienten aufgenommen werden müssten	6,1% (n=16)	29,8% (n=78)	39,7% (n=104)	22,5% (n=59)	1,9% (n=5)
Die Station ist ausreichend ausgestattet, um einen ausreichenden Schutz der Intimsphäre zu ermöglichen	16,4% (n=43)	49,6% (n=130)	25,6% (n=67)	8,0% (n=21)	0,4% (n=1)
Im Normalfall können die Grundbedürfnisse der PatientInnen erfüllt werden	28,6% (n=75)	60,7% (n=159)	9,2% (n=24)	1,1% (n=3)	0,4% (n=1)
Bedenken, ein ungutes Gefühl bei Therapieentscheidungen können geäußert werden, werden ernst genommen	17,9% (n=47)	51,9% (n=136)	26% (n=68)	2,7% (n=7)	1,5% (n=4)
Eine persönliche Weiterentwicklung ist hier möglich, eigene Ideen können eingebracht werden	17,6% (n=46)	53,4% (n=140)	22,9% (n=60)	4,2% (n=11)	1,9% (n=5)
Die Klinik/ das Unternehmen vermittelt klare ethische Orientierung und Entscheidungshilfen	1,9% (n=5)	32,4% (n=85)	50% (n=131)	13,7% (n=36)	1,9% (n=5)
Alles in allem werden die PatientInnen auf der Station gut versorgt	22,4% (n=64)	67,6% (n=177)	5,7% (n=15)	0,8% (n=2)	1,5% (n=4)

Partizipation und Zusammenarbeit

Was die Möglichkeit der Partizipation und persönlichen Weiterentwicklung betrifft, ergibt sich zunächst weiterhin ein eher positives Bild für diese Stichprobe. 71% (n=186) gaben an, sich in ihrem Bereich persönlich weiterentwickeln und eigene Ideen einbringen zu können. 69,8% (n=183) gaben außerdem an, dass Bedenken oder ein ungutes Gefühl bei Therapieentscheidungen geäußert werden können und eher auch ernst genommen werden. Diese hohe Zustimmung ist mit der zuvor dargestellten Frage nach der Beteiligung an den Entscheidungen zur Therapiesteuerung vergleichbar. Weit weniger positiv fielen jedoch die Ergebnisse der Items aus, die auf die durch das Unternehmen gesteuerte Entscheidungen, bei Belastungsspitzen abzielten. Ziel war es, über diese Items zu erfassen, inwiefern die jeweiligen Unternehmen ihrer ethischen Verantwortung gerecht werden, die MitarbeiterInnen und PatientInnen mithilfe von klaren, transparenten Orientierungshilfen zu unterstützen und vor Schäden aufgrund von Überlastungssituationen zu schützen. Dass die Kliniken eine *klare ethische Orientierungshilfe* anbieten würden, wurde lediglich von 34,3% (n=90) bestätigt. Eine deutliche Mehrheit von 63,7% (n=167) würde dies eher nicht oder gar nicht bestätigen. Eine konkrete, direkte ethische Unterstützung durch die Unternehmen wird damit eher nicht erlebt. Bei den Items, die den Schutz der MitarbeiterInnen und PatientInnen impliziert, sind die Ergebnisse ähnlich. Auch die Items *Reduktion der Versorgung auf medizinische Kernbereiche* (54,6%; n=143) und *klare Absprachen zur Maßnahmenreduktion der Patientenversorgung bei Überlastung/ Unterbesetzung des Pflegepersonals* (71%; n=186) wurde wenig zu, bzw. nicht zugestimmt. Dies bedeutet, dass es den einzelnen Pflegekräften bei Stressspitzen überwiegend selbst überlassen bleibt, Prioritäten bei der Versorgung der PatientInnen zu setzen, eine Triage oder Allokation zu bestimmen. Auch die Thematik des Betten Sperrens wird eher kritisch bewertet. Die Aussage, dass Patientengefährdungen aufgrund unzureichender Personalausstattung vermieden werden, wurde genauso überwiegend eher abgelehnt, bzw. komplett abgelehnt (61,8%; n=162), wie auch die Aussage, dass Patientengefährdungen nur auftreten können, wenn infolge einer Katastrophe/ Großunfalls zeitgleich viele Patienten aufgenommen werden müssten (62,2%; n=163). Es lässt sich also festhalten, dass die Pflegenden weder im Kleinen (Stations-/ Abteilungsebene) noch im größeren Zusammenhang eine wesentliche Unterstützung und Orientierungshilfe der Kliniken erleben. Das heißt die abgefragten ethisch konnotierten Aspekte zum Schutz von PatientInnen und MitarbeiterInnen, durch unternehmerische Entscheidungen wurden durchweg negativ bewertet.

Stellen- und Berufswechsel

Nun bieten die beschriebenen Ergebnisse recht unterschiedliche Hinweise auf Aspekte, die die Belastungen und Arbeitszufriedenheit abbilden können. Diese haben vermutlich einen Einfluss auf den Wunsch eines Arbeitsplatz- oder gar Berufswechsels.

Tabelle 8 Arbeitsplatz- und Berufswechsel

	täglich	mindestens wöchentlich	mindestens monatlich	sehr selten	nie
Erwägen Arbeitsplatz-wechsel	3,8% (n=10)	12,6% (n=33)	18,3% (n=48)	36,3% (n=95)	29% (n=76)
Erwägen Berufswechsel	2,7% (n=7)	9,9% (n=26)	13,4% (n=35)	36,6% (n=8)	37% (n=5)

Die Pflegenden wurden daher gefragt, wie häufig sie den Wunsch verspüren, den Arbeitsplatz oder den Beruf zu wechseln. Tabelle 8 zeigt eine deutliche Tendenz zur Zufriedenheit mit der aktuellen Stellensituation, da nur eine deutliche Minderheit angaben, einen Stellenwechsel oder gar Berufswechsel regelmäßig in Erwägung zu ziehen. Allerdings hatte eine deutliche Mehrheit der Beschäftigten bereits mindestens einmal die Stelle gewechselt (67,5%; n=177), fast ein Drittel der Befragten sogar mehrmals (32,8%; n=86). Ein weiteres knappes Drittel gab an, bislang noch nie die Stelle gewechselt zu haben (32,4%; n=85). Als Gründe für bereits erfolgte Wechsel, wobei Mehrfachnennungen möglich waren, wurden am häufigsten *Persönliche Entwicklungsmöglichkeiten* von 39,3% (n=103), *Private Gründe* von 31,3% (n=82) und die *allgemeinen Arbeitsbedingungen* von 23,7% (n=62) genannt. Seltener genannt wurden *zu wenig Zeit für PatientInnen* mit 16% (n=42), *PatientInnen nicht nach den eigenen Vorstellungen versorgen zu können* mit 14,9% (n=39), sowie *das Gefühl aufgrund der Bedingungen PatientInnen zu gefährden* mit 11,8% (n=31). Unter die Antwortoption *Andere* (13,7%; n=36) vielen Gründe wie „Zu wenig Geld", „wenig Freizeit", ein „Wechsel nach der Ausbildung" und die Möglichkeit zur „Teilnahme an einer Fachweiterbildung". Ethische Gründe für einen Stellenwechsel spielten somit durchaus eine Rolle, jedoch stellten sie keine der häufigsten Bewegründe hierfür dar.

Insgesamt bringen die Ergebnisse und Antwortverhalten dieses Abschnitts eine hohe Arbeitsbelastung, bei gleichzeitig eher recht großer Arbeitszufriedenheit zum Ausdruck. Die Tätigkeit wird eher positiv mit hoher Wirksamkeit wahrgenommen, die Zusammenarbeit und Kooperation auf den Stationen und interdisziplinär als gut funktionierend erlebt. Die institutionelle Unterstützung hingegen wird überwiegend negativ oder als nicht existent beschrieben.

5.1.3 Ethische Konflikte und daraus resultierende Belastungen

Im Fragebogenteil *Wahrnehmung ethischer Konflikte im Klinikalltag* wurde nach der Häufigkeit verschiedener Formen, auslösende klinische Situationen, den vermuteten Ursachen des Konflikts und daraus resultierende Belastungen bei den betroffenen Pflegekräften gefragt. Es wurde dabei zunächst zwischen intra- und interpersonellen Konflikten differenziert. In einem einleitenden Text wurden, die Begriffe des ethischen Konflikts, sowie intra- und interpersonelle Konflikte definiert. Die Ergebnisse zur Häufigkeit von intra- und interperso-

nellen Konflikten (Tabelle 9) sind nicht eindeutig, wobei eine knappe Mehrheit interpersonelle Konflikt kaum oder gar nicht erlebte. Die Einschätzungen zu intrapersonellen Konflikten verteilten sich hingegen eher gleichmäßig zwischen *wöchentlich, monatlich* und *seltener.*

Tabelle 9 Intra- und interpersonelle Konflikte

	eher täglich	eher wöchentlich	eher monatlich	seltener	gar nicht
Sie können eigene Werte und die tägliche Arbeitspraxis nicht vereinbaren (intraperso-nell)	6,5% (n=17)	29% (n=86)	28,6% (n=75)	34,7% (n=91)	0,8% (n=2)
Ihre Werte und die Werte Anderer lassen sich nicht vereinbaren (interpersonell)	5,7% (n=15)	20,6% (n=54)	22,5 (n=59)	47,7% (n=125)	3,1% (n=8)

Tabelle 10 zeigt die Belastungen, die aus intra- und interpersonellen Konflikten hervorge-
hen. Auffällig ist vor allem die jeweils sehr dominierende Gruppe der mäßig belasteten. Um
die Häufigkeit und Belastungen aus intra- und interpersonellen Belastungen miteinander
direkt vergleichen zu können, wurden die entsprechenden Variablen wie folgt neu gruppiert.

Tabelle 10 intra- und interpersonelle Konflikte Belastungen

	sehr stark	stark	mäßig	gar nicht
Sie können eigene Werte und die tägliche Ar-beitspraxis nicht vereinbaren (intrapersonell)	6,5% (n=17)	34,7% (n=91)	49,2% (n=129)	8% (n=21)
Ihre Werte und die Werte Anderer lassen sich nicht vereinbaren (interpersonell)	4,6% (n=12)	26,3% (n=69)	57,6% (n=151)	9,9% (n=26)

Bei der Häufigkeit des Konflikterlebens wurden die Antwortvariationen *eher täglich* und *eher
wöchentlich* in *häufig* umgewandelt, die Variationen *eher monatlich* in *selten, sowie seltener*
und *gar nicht* in *sehr selten/gar nicht*, während *keine Angaben* so belassen wurde. Bei der
Frage nach dem Ausmaß der Belastung durch die Konflikte, wurde lediglich *sehr stark* und
stark in *stark, mäßig* und *gar nicht* in *mäßig/keine Belastung* umcodiert und *keine Angaben*
belassen. Die Kreuztabelle (Tabelle 11) zeigt den Zusammenhang im Antwortverhalten zur
Häufigkeit der jeweiligen Konfliktformen und die darauffolgende Tabelle 12 die jeweiligen
Belastungen. Es zeigt sich in dieser Darstellung recht deutlich, dass die häufigere Wahrnehmung von intrapersonellen Konflikten, auch mit einem häufigeren Erleben von interpersonellen Konflikten einhergeht. Auch die Kreuzung des Ausmaßes an Belastung, das mit
diesen beiden Konfliktformen einhergehen kann, zeigt sich, dass die, die eine starke Belastung durch eine Konfliktform berichten, auch zu einer stärkeren Belastung durch die zweite
Konfliktform tendieren. Dies deutet darauf hin, dass die Pflegekräfte eher keine einseitigen
Konflikte und Belastung, also intra- oder interpersonell, sondern dazu tendieren eher beides
häufiger oder seltener zu erleben.

Tabelle 11 Kreuztabelle Häufigkeit intra-/interpersonelle Konflikte

| | | | interpersonelle Konflikte Häufigkeit | | | | |
			häufig	selten	sehr selten/ gar nicht	keine Angaben	Ges.
intrapersonelle Konflikte Häufigkeit	häufig	Anzahl	59	17	17	0	93
		% innerhalb intrapersonelle Konflikte Häufigkeit	63,4%	18,3%	18,3%	0,0%	100,0%
	selten	Anzahl	8	35	32	0	75
		% innerhalb intrapersonelle Konflikte Häufigkeit	10,7%	46,7%	42,7%	0,0%	100,0%
	sehr selten/ gar nicht	Anzahl	2	7	84	0	93
		% innerhalb intrapersonelle Konflikte Häufigkeit	2,2%	7,5%	90,3%	0,0%	100,0%
	keine Angaben	Anzahl	0	0	0	1	1
		% innerhalb intrapersonelle Konflikte Häufigkeit	0,0%	0,0%	0,0%	100,0%	100,0%
Gesamt		Anzahl	69	59	133	1	262
		% innerhalb intrapersonelle Konflikte Häufigkeit	26,3%	22,5%	50,8%	0,4%	100,0%

Tabelle 12 Belastung intra-/interpersonelle Konflikte

| | | | Interpersonelle Konflikte Belastung | | | |
			Starke	mäßig/ keine	keine Ang.	Gesamt
Intrapersonelle Konflikte Belastung	Starke Belastung	Anzahl	72	36	0	108
		% innerhalb Intrapersonelle Konflikte Belastung	66,7%	33,3%	0,0%	100,0%
	mäßig/ keine Belastung	Anzahl	9	140	1	150
		% innerhalb Intrapersonelle Konflikte Belastung	6,0%	93,3%	0,7%	100,0%
	keine Angaben	Anzahl	0	1	3	4
		% innerhalb Intrapersonelle Konflikte Belastung	0,0%	25,0%	75,0%	100,0%
Gesamt		Anzahl	81	177	4	262
		% innerhalb Intrapersonelle Konflikte Belastung	30,9%	67,6%	1,5%	100,0%

Die Testung dieser Beobachtung mit dem Rangkorrelationskoeffizienten nach Spearman ergab einen deutlichen Zusammenhang zwischen den Variablen für die Häufigkeitsverteilungen von $r_s=0,668$ und für das Ausmaß an berichteter Belastung von $r_s=0,661$, welcher hoch-signifikant ist (Sig. beide 0,000). Zur weiteren Einschätzung des moralischen Stresses wurde in Anlehnung an das Moral Distress Thermometer nach Wocial und Weaver (2013) eine Skala von 0-10 angeboten, wobei 0 für keinen und 10 für den maximal möglichen moralischen Stress in den letzten zwei Wochen stehen würde.

Tabelle 13 Moralischer Stress (MST) gruppiert

		Häufigkeit	%	Gültige %
Gültig	keine Belastung	19	7,3	7,3
	schwache Belastung	78	29,8	29,8
	mittlere Belastung	134	51,1	51,1
	stark belastet	31	11,8	11,8
	Gesamt	262	100,0	100,0

Im Ergebnis ergab sich ein Mittelwert von 4,46 auf einer Skala von 0-10 (SA=2,57; Varianz 6,58). Für die weiblichen Pflegekräfte lässt sich hingegen ein Mittelwert von 4,64 (n=54; SA=2,55) und für die männlichen Pflegenden ein Mittelwert von 3,83 (n=205; SA=2,58) berechnen. Die weiblichen Pflegekräfte dieser Stichprobe gaben demnach tendenziell ein stärker ausgeprägtes Erleben von moralischem Stress in den letzten zwei Wochen an. Gruppiert man die Ergebnisse nun in keine Belastung (0), schwache Belastung (1-3,5), mittlere Belastung (4-7) und starke Belastung (7,5-10) zeigt sich das in Tabelle 13 dargestellte Antwortmuster. Wie schon bei intra- und interpersonellen Belastungen (Tabelle 10) überwiegt die Gruppe mit der mittleren Belastung.

Tabelle 14 Kreuztabelle Geschlecht/ Moralischer Stress (MST) gruppiert

			Moralischer Stress gruppiert				
			keine	schwache	mittlere	starke Belastung	Ges.
Geschlecht	männlich	Anzahl	6	19	23	6	54
		% innerhalb von Geschlecht	11,1%	35,2%	42,6%	11,1%	100,0%
	weiblich	Anzahl	13	58	109	25	205
		% innerhalb von Geschlecht	6,3%	28,3%	53,2%	12,2%	100,0%
	keine Angaben	Anzahl	0	1	2	0	3
		% innerhalb von Geschlecht	0,0%	33,3%	66,7%	0,0%	100,0%
Gesamt		Anzahl	19	78	134	31	262
		% innerhalb von Geschlecht	7,3%	29,8%	51,1%	11,8%	100,0%

Die Kreuztabelle (Tabelle 14) aus der Variable Geschlecht und gruppiertem Moralischen Stress bestätigt die augenscheinliche stärkere Belastung bei den weiblichen Pflegekräften. Innerhalb der jeweiligen Geschlechtsgruppierung lag der Anteil an Pflegenden mit keiner oder mittlerer Belastung bei den männlichen Pflegekräften jeweils höher, als in der weiblichen Gruppe. Was die Gruppen mittlere und starke Belastung betrifft, verhielt es sich genau umgekehrt. Diese tendenziell stärkere Belastung der weiblichen Pflegekräfte erwies sich jedoch nicht als statistisch signifikant. Es wäre dennoch wenig überraschend, wenn das beschriebene Stresserleben Einfluss auf die Arbeitszufriedenheit und Arbeitsqualität haben würde. Das Antwortverhalten ist hier jedoch wieder sehr ausgewogen, was die nachfolgende Tabelle 15 beschreibt.

Tabelle 15 Folgen von ethischen Konflikten

	stimmt völlig	stimmt eher	stimmt eher nicht	stimmt nicht	keine An- gaben
die Qualität meiner Arbeit leidet darunter	14,5% (n=38)	33,6% (n=88)	37,8% (n=99)	13,7% (n=36)	0,4% (n=1)
die Qualität der Arbeit meiner KollegInnen leidet darunter	13,4% (n=35)	35,1% (n=92)	41,6% (n=109)	8,8% (n=23)	1,1% (n=3)
meine Arbeitszufriedenheit wird schlechter	36,3% (n=95)	46,6% (n=122)	14,9% (n=39)	1,9% (n=5)	0,4% (n=1)

Während also ein negativer Einfluss von ethischen Konflikten auf die eigene Arbeitsqualität und die, der KollegInnen sehr unterschiedlich eingeschätzt wird und jeweils etwa die Hälfte einen solchen Effekt bejaht und verneint, verhält es sich beim Einfluss auf die Arbeitszufriedenheit wesentlich deutlicher. Insgesamt 82,9% gehen von einem grundsätzlichen negativen Einfluss auf ihre Arbeitszufriedenheit durch ethische Konflikte aus.

Die in diesem Teil des Fragebogens an den Beginn gestellte Definition von inter- und intrapersonellen Konflikten verweist auf den Aspekt der zwischenmenschlichen Konfliktursachen. Es wirkt plausibel, dass hierauf unterschiedliche Ansichten zum jeweiligen ethischen Konflikt und die ethische Kompetenz der beteiligten Personen einwirken können. Wird diese ethische Kompetenz nun als eher schwach eingeschätzt, klingt es wiederum nicht unwahrscheinlich, dass dieser Aspekt die Wahrnehmung von Konflikten und moralischem Stress verstärken könnte. Tabelle 16 beschreibt demzufolge das Antwortverhalten auf die Frage nach der ethischen Kompetenz der einzelnen Personen, bzw. Personengruppen.

Tabelle 16 Einschätzung Ethikkompetenz

	Sehr hoch	hoch	mäßig	niedrig	keine Angaben
bei Ihnen selbst	15,6% (n=41)	75,6% (n=198)	7,3% (n=19)	0,8% (n=2)	0,8% (n=2)
bei Ihren KollegInnen	6,5% (n=17)	77,1% (n=202)	14,1% (n=37)	0,8% (n=2)	1,5% (n=4)
bei Ihren ärztlichen KollegInnen (StationsärztInnen)	2,3% (n=6)	50% (n=131)	42,4% (n=111)	3,4% (n=9)	1,9% (n=5)
bei den verantwortlichen OberärztInnen	4,6% (n=12)	39,7% (n=104)	40,5% (n=106)	12,6% (n=33)	2,7% (n=7)

Die Frage lautete: „Wie würden Sie die ethische Kompetenz folgender Personen einschätzen?" Die befragten Pflegekräfte sind demnach von ihrer eigenen ethischen Kompetenz recht stark überzeugt, sowohl was die eigene Person, als auch die Kompetenz der KollegInnen betrifft. Die ethische Kompetenz der ÄrztInnen wurde etwas schlechter eingeschätzt. Auffällig ist hier die relativ häufige Nennung einer niedrigen ethischen Kompetenz der verantwortlichen OberärztInnen. Diese werden insgesamt als wesentlich weniger kompetent eingeschätzt, als die StationsärztInnen.

Relativierend muss an dieser Stelle bemerkt werden, dass für gewöhnlich sowohl die Ober- als auch die StationsärztInnen im Laufe der Zeit rotieren, das heißt die Station wechseln. Es ist daher unklar, ob die Befragten bei der Einschätzung dieser Kompetenz an die/den aktuelle/n Ärztin oder Arzt gedacht haben oder quasi einen „imaginären Mittelwert" der Ärzteschaft gebildet haben. Speziell im Bereich der chirurgischen Intensivstationen kommt ein weiterer Umstand hinzu, der die Ergebnisse an dieser Stelle etwas relativiert. Diese ICUs sind nämlich im Normalfall anästhesiologisch geführt, allerdings haben natürlich Meinungsäußerungen und Wünsche der verantwortlichen OperateurInnen und damit indirekt auch deren ethisch-moralische Überzeugungen ebenso Einfluss auf zum Beispiel Therapieentscheidungen. Dieser potentielle Konfliktherd bildet sich hier nicht ab und wurde auch bei den vermuteten Konfliktursachen nicht berücksichtigt. In ein zwei Fällen wurde jedoch handschriftlich der Bogen um diesen Aspekt ergänzt und deren Kompetenz als mäßig oder niedrig eingestuft. Je einmal wurde den ÄrztInnen und OberärztInnen handschriftlich gar jegliche ethische Kompetenz abgesprochen. Auch bei der Frage nach Unterstützungsmöglichkeiten hinsichtlich ethischer Konflikte wurde unter *Anderes* mehrmals dieser Aspekt erwähnt, indem etwa eine ethische Schulung oder Fortbildung speziell für die OperateurInnen oder das Ärzteteam vorgeschlagen wurde. Am häufigsten als Unterstützung gewünscht wurden jedoch *regelmäßige ethische Fallbesprechungen* mit 77,5% (n=203) und *Ethikberatung für das Team* mit 64,9% (n=170). Der Vorschlag von *konkreten Fortbildungsangeboten zum Thema ethische Konflikte* wurde hingegen von 46,6% (n=122) angenommen. Lediglich 3,8% (n=10) sahen gar *keine Notwendigkeit* für eine Unterstützung. Des Weiteren bestand an dieser Stelle die Möglichkeit eigene Vorschläge einzubringen. In fünf Fällen wurden hierbei Ideen geäußert, die inhaltlich der Methode der Ethischen Fallbesprechung nahekamen. In vier Fällen wurde eine Supervision gewünscht, in einigen Fällen ging es darum, vorhandene Strukturen wie das Ethikkomitee schneller vor Ort haben zu können oder eher externe Schulungen, bzw. Ethikexperten nutzen oder zur Rate ziehen zu können. Vereinzelt wurde auch auf Unsicherheiten oder Wissenslücken von Gesetzesgrundlagen bei den behandelnden ÄrztInnen verwiesen. Interessanterweise hatten jedoch im letzten Jahr lediglich 11,1% (n=29) der befragten Pflegekräfte an einer Weiterbildung mit einem Ethikschwerpunkt teilgenommen. 87% (n=228) hatten keine solche Fortbildung besucht, wobei 41,6% (n=109) zudem angaben, dass es kein solches Angebot gegeben habe oder nicht bekannt gewesen sei.

Tabelle 17 Ursachen ethische Konflikte

	Sehr häufig	Eher häufig	Eher selten	Sehr selten	nie	keine Angaben
Zeit, bzw. Personalmangel	23,7% (n=62)	37,4% (n=98)	27,9% (n=73)	7,3% (n=19)	2,7% (n=7)	1,1% (n=3)
Mangelnde Sensibilität gegenüber PatientIn	10,7% (n=28)	34,7% (n=91)	37,4% (n=98)	13,7% (n=36)	2,3% (n=6)	1,1% (n=3)
Unklare Verfahren der Entscheidungsfindung	21,8% (n=57)	44,7% (n=117)	26,3% (n=69)	5,7% (n=15)	0,4% (n=1)	1,1% (n=3)
Kommunikationsprobleme mit PatientIn	8,8% (n=23)	30,9% (n=81)	40,1% (n=105)	16% (n=42)	2,7% (n=7)	1,5% (n=4)
Kommunikationsprobleme mit Angehörigen, Betreuern o.ä.	13% (n=34	38,9% (n=102)	31,7% (n=83)	14,9% (n=39	0,8% (n=2)	0,8% (n=2)
Kommunikationsprobleme mit KollegInnen	1,9% (n=5)	10,3% (n=27)	53,8% (n=141)	30,5% (n=80)	2,7% (n=7)	0,8% (n=2)
Kommunikationsprobleme mit ÄrztInnen	8,8% (n=23)	43,7% (n=91)	38,9% (n=102)	15,3% (n=40)	1,1% (n=3)	1,1% (n=3)
ÄrztInnen haben eine andere Sichtweise auf das ethische Problem	24,8% (n=65)	41,6% (n=109)	22,9% (n=60)	9,2% (n=24)	0,4% (n=1)	1,1% (n=3)
KollegInnen haben eine andere Sichtweise auf das ethische Problem	1,5% (n=4)	8,4% (n=22)	54,6% (n=143)	32,8% (n=86)	1,9% (n=5)	0,8% (n=2)
Hierarchische Strukturen	14,5% (n=38)	27,5% (n=72)	34,4% (n=90)	18,7% (n=49)	3,4% (n=9)	1,5% (n=4)
Mangelnde Ausstattung der Station oder bauliche Mängel	3,8% (n=10)	10,3% (n=27)	30,9% (n=81)	35,1% (n=92)	18,7% (n=49)	1,1% (n=3)

Im verwendeten Fragebogen wurden zwei Kategorien von möglichen Ursachen für ethische Konflikte anhand von Itembatterien abgefragt, mit der Bitte, die Häufigkeit für deren Eintreten einzuschätzen. Tabelle 17 zeigt das Antwortverhalten auf deren möglichen ursächlichen Hintergründe, also gewissermaßen extrinsische Faktoren, die auf das Erleben einwirken. Die dunkel hinterlegten Felder zeigen häufig, bzw. selten genannte Antworten ethischer

Konflikte. Ein Teil der möglichen Konfliktursachen wurde sehr unterschiedlich eingeschätzt. Tendenziell schätzten die befragten Probleme, die unmittelbar aus dem Kontakt mit den PatientInnen entstehen, als eher klein ein.

Am häufigsten wurden *unklare Verfahren der Entscheidungsfindung* (66,5% sehr häufig/ eher häufig), *andere Sichtweisen von ÄrztInnen auf das ethische Problem* (66,4% sehr häufig/ eher häufig) und *Zeit- bzw. Personalmangel* (61,6% sehr häufig/ eher häufig) genannt. Diese drei Items wurden auch im Vergleich von den meisten Befragten mit *sehr häufig* auftretend eingeschätzt. *Kommunikationsprobleme mit den ÄrztInnen* wurden hingegen nur von knapp der Hälfte der Befragten als wesentlicher Problempunkt identifiziert (52,5% sehr häufig/ eher häufig). Am deutlichsten wurden die differierende *Sichtweise von KollegInnen auf das ethische Problem* (89,3% *eher selten* bis *nie*), *Kommunikationsprobleme mit KollegInnen* (87% *eher selten* bis *nie*) und *Mangelnde Ausstattung oder bauliche Mängel* (84,9% *eher selten* bis *nie*) als Gründe für diese Konflikte abgelehnt. Letzteres wurde insgesamt auch am häufigsten mit *nie* eingeschätzt. Keine große Zustimmung fand die Aussage zu den *Hierarchischen Strukturen* (56,5% *eher selten* bis *nie*).

Tabelle 18 zeigt die Aussagen der Befragten hinsichtlich konfliktauslösender Situationen. Als *sehr häufig* oder *eher häufig* wurden die Konfliktursachen *fragwürdige Lebensverlängerung* (81,7%), *Inkonsequente Therapieentscheidungen* (73,3%), *Akzeptanz/ Auslegung von Patientenverfügungen* (68,7%), *Sinnlos erscheinendes Leiden* (67,2%), *Unzureichende Patientenaufklärung* (61,9%) und *Unzureichende Aufklärung von Betreuern, Bevollmächtigten oder Angehörigen* (59,9%) genannt. Die drei am häufigsten genannten Auslöser ethischer Konflikte hängen also tatsächlich unmittelbar mit dem Umgang mit Therapieentscheidungen zusammen. Im Widerspruch zum Aspekt der im Antwortverhalten implizierten Missachtung von Patientenverfügungen, gab jedoch knapp mehr als die Hälfte die *Wahrung der Patientenselbstbestimmung* (53,4% sehr häufig/ eher häufig) als eine wesentliche Konfliktursache an. Dies erscheint in sich widersprüchlich, da eigentlich die Missachtung einer Patientenverfügung als eine, von vielen denkbaren Varianten einer Missachtung der Patientenselbstbestimmung verstanden werden kann. Logisch anzunehmen wäre daher, dass diese Verletzung der Patientenautonomie insgesamt aufgrund verschiedener Ausprägungsformen, wie etwa dem denkbaren Übergehen eines mündlich geäußerten Willens, deutlich häufiger vorkommen müsste. Daher zeigt sich hier, dass entweder andere Formen der Autonomieverletzungen generell als weniger konfliktauslösend erlebt oder die Begrifflichkeit der Patientenselbstbestimmung nicht so geläufig ist, wie im Vorfeld vermutet. Der damit ebenso zusammenhängende Aspekt des *selbstbestimmten Sterbens* wurde sogar von weniger als der Hälfte (45,8%) *sehr häufig* oder *häufig* genannt.

Die am häufigsten erlebte Konfliktursache, die unmittelbar in den pflegerischen Verantwortungsbereich fällt, war *Zwangsmaßnahme und Fixierung*. Diese wurde von einer knappen

Mehrheit (50,6%) mit *sehr häufig* oder *eher häufig* auftretend genannt. Eher selten, sehr selten oder nie wurden die möglichen Ursachen *Schwangerschaftsabbruch* (95,7%), *Verteilung knapper Mittel* (78,2%), *Unzureichender Schutz der Privat- und Intimsphäre* (74,8%) und *nicht helfen können* (63,7%) erlebt. Auch die Wahrung der Menschenwürde wurde von dem überwiegenden Anteil der Befragten (51,1% eher selten bis nie) überraschenderweise nicht als relevante Konfliktursache bewertet. Zu bedenken ist allerdings, dass fast alle tendenziell abgelehnten Gründe für ethische Konflikte dennoch von einem recht großen Anteil zumindest eher selten erlebt werden.

Tabelle 18 Konfliktauslösende Situationen

	Sehr häufig	Eher häufig	Eher Selten	Sehr selten	nie	keine Angaben
Unzureichende Patientenaufklärung	21,4% (n=56)	40,5% (n=106)	28,2% (n=74)	8,8% (n=23)	1,1% (n=3)	0%
Wahrung der Menschenwürde	9,9% (n=26)	37,0% (n=97)	32,4% (n=85)	17,9% (n=47)	0,8% (n=2)	1,9% (n=5)
Verteilung knapper Mittel	2,7% (n=7)	15,6% (n=41)	43,5% (n=114)	24% (n=63)	10,7% (n=28)	3,4% (n=9)
Wahrung der Patienten-selbstbestimmung	13,7% (n=36)	39,7% (n=104)	33,2% (n=87)	9,9% (n=26)	1,5% (n=4)	1,9% (n=5)
Unzureichende Aufklärung von Betreuern, Bevollmächtigten oder Angehörigen	17,2% (n=45)	42,7% (n=112)	25,2% (n=66)	13,4% (n=35)	0,8% (n=2)	0,8% (n=2)
fragwürdige Lebensverlängerung	35,9% (n=94)	45,8% (n=120)	12,6% (n=33)	4,2% (n=11)	0,4% (n=1)	1,1% (n=3)
Akzeptanz/ Auslegung von Patientenverfügungen	28,6% (n=75)	40,1% (n=105)	19,5% (n=51)	9,2% (n=24)	1,1% (n=3)	1,5% (n=4)
selbstbestimmtes Sterben	18,7% (n=49)	27,1% (n=71)	26,7% (n=70)	21,4% (n=56)	4,6% (n=12)	1,5% (n=4)
"sinnlos" erscheinendes Leiden	23,3% (n=61)	43,9% (n=115)	23,3% (n=61)	5% (n=13)	2,3% (n=6)	2,3% (n=6)
inkonsequente Therapieentscheidungen	28,6% (n=75)	44,7% (n=117)	19,5% (n=51)	5,7% (n=15)	0,4% (n=1)	1,1% (n=3)
nicht helfen können	9,2% (n=24)	25,2% (n=66)	40,8% (n=107)	19,8% (n=52)	3,1% (n=8)	1,9% (n=5)
überzogene/ zu hohe Ansprüche von Patienten- und Angehörigen	14,9% (n=39)	38,2% (n=100)	34,7% (n=91)	9,5% (n=25)	0,8% (n=2)	1,9% (n=5)
Zwangsmaßnahmen und Fixierung	10,7% (n=28)	39,9% (n=103)	30,9% (n=81)	15,6% (n=41)	2,3% (n=6)	1,1% (n=3)
Unzureichender Schutz der Privat- und Intimsphäre	3,8% (n=10)	20,6% (n=54)	45,8% (n=120)	25,6% (n=67)	3,4% (n=9)	0,8% (n=2)
Schwangerschaftsabbruch	0,8% (n=2)	1,1% (n=3)	5,3% (n=14)	15,6% (n=41)	74,8% (n=196)	2,3% (n=6)

Zusammenfassend lässt sich feststellen, dass den Pflegenden eine Vielzahl an ethischen Konflikten im Arbeitsalltag begegnen, die jedoch nicht zwangsläufig zu starken Belastungen führen, da die größte Gruppe als eher mittelstark belastet betrachtet werden kann. Es bestätigte sich die These, dass vor allem Therapieentscheidungskonflikte hierbei im Mittelpunkt stehen.

Tabelle 19 Übersicht Scores

Scores	Arbeits-bedingte Belas-tung	Arbeitszu-friedenheit/ Wirksam-keit	Partizipa-tion/ Koope-ration	Häufig-keit ethi-sche Konflikte	Morali-scher Stress (SMS)	Einschät-zung Ethikkom-petenz	Inst. Ethische Unterstüt-zung
N Gültig	248	250	248	233	254	248	248
Fehlend	14	12	14	29	8	14	14
Median	19,0000	20,0000	20,0000	57,0000	16,0000	12,0000	14,0000
Stan-dardabwei-chung	3,29327	3,13234	3,27232	8,68448	3,60616	1,67068	2,55054

5.1.4 Bildung von Scores

Um die Hypothesen testen zu können, dass die Arbeitsbedingungen, daraus resultierende Belastungen, die Arbeitszufriedenheit, das Ausmaß an Kooperation und Partizipation, die institutionelle ethische Unterstützung und die ethische Kompetenz einen Einfluss auf die Wahrnehmung von ethischen Konflikten und moralischem Stress haben, wurden im Anschluss an die dargestellten Auszählungen entsprechende Scores (Tabelle 19) gebildet. Hierfür wurden die Items des Fragebogens, die beispielsweise Hinweise auf arbeitsbedingte Belastungen anzeigen, teilweise umcodiert und anschließend aufsummiert. Diese Berechnungen wurden separat in einer Excel© Datei durchgeführt. Welche Items jeweils enthalten sind, wird in den entsprechenden Beschreibungen zur Zusammenstellung ersichtlich. Die Ausprägung *keine Angaben* wurde in die Berechnung nicht eingeschlossen. Das heißt, jeder Fall, bei dem innerhalb eines Scores mindestens eine Variable mit fehlend ausgewiesen wurde, wurde bei Berechnungen mit diesen Scores nicht mehr berücksichtigt. Hierdurch ergibt sich für die einzelnen Scores eine unterschiedliche Grundgesamtheit (N). Alle errechneten Scores, werden als ordinalskalierte Variablen betrachtet. Eine Schnellübersicht über die eingeschlossenen Variablen und deren Skalierungen befindet sich im Anhang (s. Tabelle 74, S. 143).

Score Arbeitsbedingte Belastung

Die arbeitsbedingten Belastungen setzten sich aus den Angaben zur Betreuungsquote in Früh- und Spätdienst zusammen (Frage 2). Angaben zum Nachtdienst wurden bewusst nicht berücksichtigt, da ein relativ hoher Anteil der Befragten dazu keine Angaben machen

konnte, da sie nicht regelmäßig Nachtdienste verrichteten. Die Frage nach der Einschätzung der persönlichen Arbeitsbelastung (Frage 3), sowie die Items nach der ausreichenden Besetzung der Station, dem einhalten von Pausenzeiten und der Häufigkeit von Unterbrechungen dieser Pausen (alle Frage 5) wurden als mögliche Kategorien zur Einschätzung
der Arbeitsbelastung definiert. Hinzu kamen noch die Fragen nach geleisteten Überstunden
im letzten halben Jahr (Frage 29) und dem anschließenden zeitnahen Freizeitausgleich für
diese Überstunden. Wurden zu einzelnen Items keine Angaben gemacht, wurden die entsprechenden Befragten aus diesem Score ausgeschlossen und als fehlend gewertet. Aus-
nahme bildete lediglich die Frage nach dem zeitnahen Freizeitausgleich. Wurde bei der
Frage nach gemachten Überstunden nie angekreuzt, konnte die Frage nach dem Ausgleich
nicht beantwortet werden. Demzufolge wurde in diesen Fällen keine Angabe mit 0 gewertet
und nicht ausgeschlossen. Konsequenz dieser Vorgehensweise der Score Berechnung ist
jedoch wie bereits beschrieben, dass die Fallzahl von Score zu Score unterschiedlich aus-
fällt und unterschiedliche Fälle bei den einzelnen Scores als fehlend bewertet wurden. Innerhalb dieses Scores konnte aufgrund der Datenbasis eine maximale Punktzahl von 34
erreicht werden, was einer maximalen Arbeitsbelastung, gemessen an den eingeschlossenen Items bedeuten würde. Minimal konnten 7 Punkte erreicht werden, was das positivste
Ergebnis für diesen Score darstellen würde. Die Berechnung ergab Punktwerte zwischen
10-28 Punkten, bei einer verbliebenen Fallzahl von 248. Der Mittelwert des Scores lag bei
18,7 (SD=3,3), der Median bei 19,0. In einem nächsten Schritt wurden die Fälle anhand der
beobachteten Ergebnisse gleichmäßig gruppiert.

Score Arbeitszufriedenheit/ Wirksamkeit
Dieser Score sollte die Arbeitszufriedenheit und wahrgenommene Wirksamkeit der Tätigkeit messbar machen. Dieser umfasst die Variablen Bewertung der Arbeitsbedingungen
insgesamt (Frage 4), aus der Itembatterie zur Einschätzung der Qualität der pflegerischen
Versorgung und der Gesamtversorgung, sowie das Merkmal der Erfüllung von Grundbe-
dürfnissen der PatientInnen. Außerdem wurden die Fragen nach der Häufigkeit von Überlegungen zu Stellen- (Frage 9) oder gar Berufswechsels (Frage 10) in den Score mit einbe-
rechnet. Es konnten auf Basis der Kodierung zwischen 6 und 26 Punkte erreicht werden,
wobei 26 Punkte eine völlige Zufriedenheit und 6 Punkte die minimalste Zufriedenheit anhand der eingeschlossenen Items beschreiben würde. Der Mittelwert bei N=250 Fällen lag
bei 19,8 (SD=3,3), der Median bei 20,0.

Score Partizipation/ Kooperation
Als sehr wichtig, was das alltägliche Arbeiten betrifft, kann die Kooperation und Partizipation
innerhalb der Berufsgruppe, Station und im interdisziplinären Zusammenhang betrachtet
werden. Da hiervon möglicherweise ein starker Einfluss auf die Zufriedenheit ausgeht,

wurde dementsprechend ein Score gebildet, der sich aus den Einschätzungen zu Bedenken bei Therapieentscheidungen und Möglichkeiten der persönlichen Weiterentwicklung
(Frage 5), sowie der pflegerischen Einflussmöglichkeit auf allgemeine Therapieentscheidungen im Sinne einer Therapiesteuerung (Frage 6) und Entscheidungen speziell zu Fort-
setzung oder Beendigung einer Therapie (Frage 7) zusammensetzt. Außerdem wurde die
Einschätzung der Zusammenarbeit innerhalb des pflegerischen Teams, mit dem ärztlichen
Team und anderen Berufsgruppen (Frage 8) hinzugenommen. Auf Basis der Kodierung
ergab sich eine maximal mögliche Punktzahl von 28 und eine minimale von 7. Der höchst-
mögliche Wert beschreibt die maximal, der niedrigste Wert die geringste erlebte Kooperation und Partizipation. Es wurde ein Mittelwert von 20,0 (SD=3,3), ein Median von 20,0
errechnet.

Score Moralischer Stress (SMS)

Für den Score zur Beschreibung der Ethischen Belastung oder des moralischen Stresses
wurden die Variablen Belastungen aus intra- und interpersonellen Konflikten (Frage 14),
der vermutete Einfluss auf die Qualität der eigenen Arbeit, die Qualität der Arbeit von KollegInnen und die eigene Arbeitszufriedenheit (Frage 18), sowie die Werte aus der Frage
nach der Gesamtbelastung aufgrund von ethischen Konflikten in den letzten zwei Wochen
(Frage 19) addiert. Aus den in SPSS hinterlegten Kodes ergaben sich somit ein maximal
möglicher Score von 30 und ein minimaler Wert von 5 Punkten. Der höchste Wert würde
theoretisch die maximal mögliche Belastung, der niedrigste Wert eine Nullbelastung beschreiben. Die Verteilung ergab Werte von 8 bis 24, bei einem Mittelwert von 15,94
(SD=3,6) und einem Median von 16,0.

Score Häufigkeit ethische Konflikte

Für die Einschätzung der Häufigkeit des Erlebens von ethischen Konflikten wurden die
Items zur Häufigkeit des Auftretens von intra- und interpersonellen Konflikten (Frage 13)
und die verschiedenen klinischen Konfliktursachen (Frage 16) summiert. Aufgrund der Kodierung konnten in dem Fall maximal 85 Punkte erreicht werden, wobei die minimale Punk-
tanzahl 17 Punkte betrug. Der höchste Wert bedeutet, dass alle Konfliktarten und Ursachen
sehr häufig erlebt werden. Der Score ergab einen minimalen Wert von 29 und einen maximal Wert von 76, bei einem Mittelwert von 56,56 (SD=6,7) und einem Median von 57,0.

Score Institutionelle ethische Unterstützung

Um den Einfluss der institutionellen ethischen Unterstützung auf den moralischen Stress zu
testen, wurde auch hierfür analog zum vorherigen Vorgehen ein Score gebildet. Zu diesem
Zweck wurden aus dem Itemkatalog der Frage 5 insgesamt sechs Items herangezogen.
Diese beschreiben potentielle Möglichkeiten der institutionellen Ethikunterstützung, indem
durch klare Vorgaben die Voraussetzungen für den Schutz von PatientInnen und Mitarbei-

terInnen bei extremen Überlastungssituationen geschaffen werden. Hierzu wurden die Optionen gezählt, ob bei einer anhaltend angespannten Personalsituation eine Reduktion auf medizinische Kernbereiche stattfindet, klare Absprachen zur Reduktion pflegerischer Maßnahmen bei Überlastung oder Unterbesetzungen getroffen werden, eine Bettenreduktion stattfindet, um Patientengefährdungen zu vermeiden und es zu Patientengefährdungen eigentlich nur im Katastrophenfall und einer plötzlichen, massenhaften Aufnahme von PatientInnen kommen könnte. Ferner wurde das Item der ausreichenden baulichen Maßnahmen zum Schutz der Privat- und Intimsphäre, sowie die Einschätzung von ethischer Orientierung und Entscheidungshilfen durch das Unternehmen miteingeschlossen. Aus den Items wurde ein Score aufsummiert. Es ergab sich aufgrund der Codierung ein maximal möglicher Wert von 24, der eine komplette Zustimmung zu allen Items der institutionellen ethischen Unterstützung bedeuten würde, während der minimal Wert von 6 eine völlige Ablehnung dieser Items darstellen würde. Die tatsächliche Verteilung ergab Werte von 8-23 bei einem Mittelwert von 13,78 (SD=2,6) und einem Median von 14,00.

Score Ethikkompetenz

Die Annahme, dass die Ethikkompetenz Einfluss auf das Erleben von ethischen Konflikten und dem erlebten moralischen Stress haben könnte, klingt zunächst plausibel. Nun wurde für die Testung jedoch nicht die vermeintliche Ethikkompetenz der einzelnen Person herangezogen, sondern wiederum ein Score gebildet, der das Antwortverhalten auf die Fragen nach der Einschätzung der eigenen Ethikkompetenz, die der KollegInnen, der ärztlichen KollegInnen und der im Moment zuständigen OberärztInnen einbezogen (Frage 17), sowie die Frage nach der Teilnahme an Fortbildungen mit einem ethischen Schwerpunkt im letzten Jahr (Frage 32) miteinschließt. Dementsprechend bildet dieser Score lediglich den subjektiven Eindruck der Pflegenden zur Ethikkompetenz ab. Der Score ergab eine maximal mögliche Punktzahl von 18 und eine minimale von 5. Die errechneten Ergebnisse lagen alle zwischen 6 und 17 Punkten bei einem Mittelwert von 11,959 (SD=1,7) und einem Median von 12,00.

5.2 Darstellung von Zusammenhängen und Hypothesentestung

Die im vorherigen Kapitel dargestellten Häufigkeitsverteilungen und Definitionen der jeweils entwickelten Scores, bilden die Grundlage für die Hypothesentestung. Die Scores werden, aufgrund ihrer Konstruktion zur Beschreibung des Ausmaßes der Zustimmung zu bestimmten Variablen oder der Anzahl und Ausmaß von erlebten Vorkommnissen, als ordinalskaliert eingestuft. Damit bietet sich für die Korrelationsrechnung zwischen diesen Variablen ein nichtparametrisches Verfahren, etwa nach Spearman (r_s) an (Kuckartz, Rädiker, Ebert & Schehl, 2013, S. 217). Dieses Verfahren wurde auch überwiegend verwendet. Die Hypothesen wurden zum Teil ein- und zweiseitig formuliert, jedoch aufgrund der stärkeren Aussagekraft immer zweiseitige Signifikanztestungen vorgenommen. Die Ergebnistabellen der Korrelationsrechnungen sind im Anhang ab Seite 157 zu finden.

5.2.1 Hypothese 1

Persönliche, individuelle Faktoren wie Alter, Geschlecht, formale Bildung, Berufserfahrung und Kennzeichen der Beschäftigung wirken sich auf das Erleben von ethischen Konflikten und moralischen Stress aus. Um die Hypothese zu testen, ob individuelle Eigenschaften der eingeschlossenen Pflegekräfte einen Einfluss auf den ermittelten Moralischen Stress haben können, wurden die errechneten Ergebnisse des Scores Moralischer Stress (SMS) und des Moralischen Stress Thermometers (MST) mit den Variablen *Geschlecht, Alter, Schulabschluss,* Anzahl *Berufsjahre, Beschäftigungsumfang* im Sinne von Voll- oder Teilzeit, *Arbeitszeitmodell* und *Fachweiterbildung Anästhesie/Intensivpflege* getestet. Hinzu genommen wurde außerdem die Frage, ob die Arbeitsstelle schon einmal gewechselt wurde. Die genannten potentiellen Zusammenhänge wurden anhand des parameterfreien Verfahrens nach Spearman-Rho getestet (s. Anhang, S. 158). Lediglich die Aspekte *Erwägen eines Stellenwechsels* (SMS r_s: -0,403, Sig. 0,000; MST r_s:-0,458, Sig. 0,000) und *Erwägen eines Berufswechsels* (SMS r_s:-0,359, Sig. 0,000; MST r_s:-0,358, Sig. 0,000) ergaben einen mäßig bis mittleren negativen Zusammenhang, mit sehr hoher statistischer Signifikanz. Das heißt je höher der Score des moralischen Stresses (SMS) und je höher der moralische Stress der letzten zwei Wochen (MST), desto eher wird ein Wechsel der Stelle oder gar des Berufes in Erwägung gezogen. Dieser Effekt wird hier aufgrund der Codierung in SPSS (1=täglich, 5=nie) als negativ ausgewiesen. Die Testung eines Zusammenhangs mit dem Geschlecht wurde hingegen, aufgrund der dichotom skalierten Geschlechtsvariable, mit dem Mann-Whitney-U Test durchgeführt. Für die Variable MST ergab sich ein knapp signifikanter Unterschied zwischen den Geschlechtern (Sig. 0,041), während die Testung auf SMS einen sehr signifikanten Unterschied ergab (Sig. 0,007).

Es wurde im selben Schritt außerdem getestet, ob sich ein Zusammenhang zwischen der berichteten Häufigkeit von ethischen Konflikten und diesen individuellen Merkmalen zeigen lässt. Das Ergebnis der Testung mit dem nichtgruppierten Score *Häufigkeit ethische Konflikte* zeigte jedoch ähnlich geringfügige Zusammenhänge. Die Auswertung mit dem Spearmans-Rho ergab einen schwach bis mäßigen, aber statistisch hoch signifikanten Zusammenhang, zwischen dem Ausmaß an erlebten ethischen Konflikten und den Variablen *Erwägen eines Stellenwechsels* (r_s: -0,297; Sig. 0,000) sowie *Erwägen eines Berufswechsels* (r_s: -0,306; Sig. 0,000) nachgewiesen werden. Der Zusammenhang wird auch in dem Fall negativ ausgewiesen, aufgrund der definierten Codierung in SPSS©. Die Pflegenden, die besonders häufig und viele verschiedene ethische Konflikte erleben, tendieren somit geringfügig stärker zu einem Stellen- und/ oder Berufswechsel. Zwischen dem Geschlecht und der Häufigkeit der berichteten ethischen Konflikte konnte mit dem Mann-Whitney-U ein statistisch signifikanter Zusammenhang (Sig. 0,045) nachgewiesen werden.

Die Hypothese, dass die hier erfassten persönlichen Faktoren einen relevanten Einfluss auf das Erleben von moralischem Stress haben könnten, muss allerdings überwiegend zurückgewiesen werden. Lediglich das Geschlecht hatte einen geringfügigen Einfluss, wobei Frauen ein etwas stärkeres Stresserleben und häufigeres Erleben von ethischen Konflikten aufzeigten. Der Umstand eines erwogenen Berufs- und/ oder Stellenwechsels zeigte ebenfalls eine signifikante, aber nur mäßig starke Assoziation mit beiden Scores. Das bedeutet, dass Pflegende, die in Erwägung ziehen die Stelle oder den Beruf zu wechseln, tendenziell eine höhere moralische Belastung aufweisen und eher häufiger ethische Konflikte wahrnehmen.

5.2.2 Hypothese 2
Pflegende werden am stärksten durch Therapieentscheidungskonflikte mit ethisch-moralischer Dimension belastet. Das größte ursächliche Problem ist somit die Nichteinbindung in medizinische Entscheidungsprozesse. Wie den Häufigkeitsverteilungen entnommen werden konnte (s. Seite 68, Tabelle 18), werden ethische Konfliktthemen, die mit Therapieentscheidungen assoziiert werden können, am häufigsten genannt. Als abhängige Variablen wurden der Score Moralischer Stress (SMS) und Moralischer Stress in den letzten zwei Wochen (MST) abgefragt. Als unabhängige Variablen wurden die Items Ursachen für ethische Konflikte (Frage 16), die nach der Häufigkeit ihres Auftretens abgefragt wurden, definiert. Fälle mit *Keine Angaben* wurden bei einer Umcodierung aus den jeweiligen Variablen ausgeschlossen. Da es sich jeweils um intervall- und ordinalskalierte Variablen handelt, wurde eine Rangkorrelation nach Spearman zur Testung auf signifikante Zusammenhänge gewählt. Es konnte ein sehr starker positiver Zusammenhang (r_s: 0,842) zwischen der berichteten ethisch-moralischen Belastung in den letzten zwei Wochen und dem konstruierten Score zur gesamten ethischen Belastung, mit einer sehr hohen statistischen Signifikanz (α=0,001, Sig. 0,000) nachgewiesen werden. Das heißt, wer eine hohe ethisch-moralische Belastung für die letzten zwei Wochen (MST) angegeben hatte, wies tendenziell auch einen höheren Score bei der Gesamtbelastung (SMS) auf. Fast alle aufgeführten Ursachen für ethische Konflikte zeigten einen signifikanten Einfluss auf die beiden Werte zur moralischen Belastung. Die stärksten Effekte wurden für die Variablen *Sinnloses Leiden* (MST r_s: 0,399; SMS r_s: 0,344; Sig. 0,000), *Selbstbestimmtes Sterben* (MST r_s: 0,395; SMS r_s: 0,342; Sig. 0,000), *fragwürdige Lebensverlängerung* (MDT r_s: 0,368; SMS r_s: 0,354; Sig. 0,000), *Unzureichende Patientenaufklärung* (MST r_s: 0,338; SMS r_s: 0,287; Sig. 0,000), *Akzeptanz/ Auslegung Patientenverfügung* (MST r_s: 0,331; SMS r_s: 0,272; Sig. 0,000) und *Wahrung der Menschenwürde* (MST r_s: 0,326; SMS r_s: 0,277; Sig. 000) berech-

net. Keinen signifikanten Zusammenhang konnte lediglich für die nur selten genannten Variablen *Überzogene Ansprüche PatientInnen/ Angehörige* (MST r_s: 0,025; Sig. 0,684; SMS r_s: 0,115; Sig. 0,69) und *Schwangerschaftsabbruch* (MST r_s: -0,026; Sig. 0,679; SMS r_s: 0,002; Sig. 0,977) nachgewiesen werden. Der Umstand, dass Pflegekräfte nur unzureichend in Therapiezielentscheidungen eingebunden werden und dies einen erheblichen Effekt haben könnte, kommt in den Ergebnissen ebenso zum Ausdruck. Der Zusammenhang der Variable *Berücksichtigung der pflegerischen Einschätzung bei Therapiezielentscheidungen* (Frage 7) mit dem MST (r_s: -0,377; Sig. 0,000) und SMS (r_s: -0,304; Sig. 0,000) ist, im Vergleich zu vielen anderen Variablen, relativ deutlich und statistisch hoch signifikant. Je geringer die Einbeziehung in Therapiezielentscheidungen eingeschätzt wird, desto eher sind die beiden Marker für moralischen Stress erhöht. Somit treten die Variablen, die im Zusammenhang mit Therapiezielentscheidungen stehen, nicht nur am häufigsten auf, sondern weisen außerdem die größten messbaren Effekte auf das Ausmaß des moralischen Stresses auf. Von den sechs Variablen mit dem stärksten Effekt auf die Stressskalen, sind die ersten fünf direkt auf Konflikte bei Therapiezielentscheidungen zurück zu führen. Die Hypothese, dass dieses Problem eine dominante Bedeutung im intensivmedizinischen Bereich einnehmen würde, kann somit angenommen werden.

5.2.3 Hypothese 3

Je häufiger verschiedene Formen ethischer Konflikte erlebt werden, desto größer ist die moralische Belastung. Der Score zur Beschreibung des Ausmaßes an erlebten ethischen Konflikten korreliert statistisch hoch signifikant (Sig. je 0,000) und deutlich positiv mit dem Score SMS (r_s: 0,529), sowie dem MST (r_s: 0,540). Die Hypothese, dass ein häufiges Erleben von ethischen Konflikten auch zu einem stärkeren moralischen Stresserleben führen kann, wird somit bestätigt.

5.2.4 Hypothese 4

Eine hohe institutionelle ethische Unterstützung kann zu einer geringeren Ausprägung von moralischem Stress beitragen. Die Erstellung eines Scores zur institutionellen Unterstützung hat in seiner Verteilung bereits angezeigt, dass die darin eingeschlossenen Items eher kritisch beurteilt wurden (s. Tabelle 7, S. 58). Die Testung auf Korrelation mit den definierten Markern eines moralischen Stresses ergab ebenfalls einen hoch signifikanten Zusammenhang (SMS und MST Sig. 0,000), mit einer deutlich geringeren negativen Ausprägung (SMS r_s: -0,201, MST r_s: -0,300). Es besteht somit ein schwacher Zusammenhang, der belegt, dass bei einer als gering oder fehlend wahrgenommen institutionellen ethischen Unterstützung der moralische Stress zunimmt. Umgekehrt bedeutet dies einen tendenziell geringeren moralischen Stress, bei größerer Unterstützung. Somit kann die Hypothese angenommen werden. Ein etwas stärkerer negativer Effekt ist auf das Ausmaß an ethischen Konflikten (r_s: -0,381; Sig. =,000) zu beobachten. Das heißt je größer die institutionelle Unterstützung, desto weniger ethische Konflikte werden tendenziell erlebt.

5.2.5 Hypothese 5

Arbeitsbedingte Belastungen beeinflussen die Wahrnehmung von ethischen Konflikten und moralischen Stress. Es zeigt sich in der Korrelationsrechnung ein statistisch hoch signifikanter Zusammenhang zwischen dem Score zur Einschätzung der arbeitsbedingten Belastung und SMS, MST, aber auch dem Score zum Ausmaß der erlebten ethischen Konflikte (alle Sig. 0,000). Der gemessene Effekt auf den moralischen Stress (SMS r_s: 0,303; MST r_s: 0,276) und die ethischen Konflikte (r_s: 0,292) ist eher schwach positiv ausgeprägt. Mit steigender arbeitsbedingter Belastung nimmt also der moralische Stress und die Häufigkeit von wahrgenommenen ethischen Belastungen tendenziell zu. Die Hypothese wird angenommen.

5.2.6 Hypothese 6

Ein ausgeprägter moralischer Stress beeinflusst die Arbeitszufriedenheit negativ. Die Arbeitszufriedenheit korreliert mittelstark negativ mit dem SMS (r_s: -0,421) und MST (r_s: -0,442) und ist dabei statistisch hoch signifikant (Sig. 0,000). Die Hypothese wird angenommen.

5.2.7 Hypothese 7

Eine gute Einbindung in Entscheidungsprozesse und eine funktionierende Kooperation in und zwischen den Berufsgruppen wirkt sich positiv auf das Stresserleben aus. Der Aspekt der Einbindung und Kooperation wirkt sich statistisch hoch signifikant (Sig. je 0,000) auf den SMS (r_s: -0,390) und MST (r_s: -0,446) aus. Der Zusammenhang tritt mäßig bis mittelstark negativ in der Rangkorrelationsrechnung hervor. Interessanterweise wirkt dieser Score noch ein wenig stärker negativ auf das Erleben von ethischen Konflikten (r_s: -0,501; Sig. 0,000) ein. Das heißt bei guter Einbindung und Kooperation sinken moralischer Stress und die Häufigkeit von wahrgenommen ethischen Konflikten. Die Hypothese wird angenommen.

5.2.8 Hypothese 8

Wird die Ethikkompetenz im therapeutischen Team (hier eigene, KollegInnen, ÄrztInnen und OberärztInnen) als hoch wahrgenommen, wirkt sich das positiv auf den gemessenen moralischen Stress und das Ausmaß an ethischen Konflikten aus. Für die Testung dieser Zusammenhänge wurden die Scores Moralischer Stress (SMS), Ethische Konflikte und der Moralischer Stress Thermometer (MST) herangezogen. Die Zusammenhänge des Scores zur Ethikkompetenz stellen sich am schwächsten dar. Kein signifikanter Zusammenhang besteht zwischen diesem Score und SMS (r_s: -0,071; Sig. 0,270). Ein signifikanter, aber sehr schwacher negativer Zusammenhang besteht zu den Variablen MST

(r_s: -0,159; Sig. 0,012) und dem Score zu ethischen Konflikten (r_s: -0,164; Sig. 0,015). Die Items, die hinter diesem Score zur Einschätzung der gesamten ethischen Kompetenz stehen, zeigen in ihrer Summe einen lediglich schwachen Zusammenhang mit dem Ausmaß an ethischen Konflikten und nur teilweise einen Zusammenhang mit moralischem Stress.

Testet man nun dagegen die einzelnen Items der Frage nach der ethischen Kompetenz (eigene, KollegInnen, AssistenzärztInnen, OberärztInnen) mit dem SMS, MST und dem Score Ethische Konflikte, ergibt sich für die tendenziell schwächer eingestuften Ethikkompetenzen der AssistenzärztInnen ein schwach negativer Zusammenhang mit dem Score Ethische Konflikte (r_s: -0,214; Sig. 0,001) und MST (r_s: -0,182; Sig. 0,003), keinen signifikanten (Sig. 0,136), sehr schwach negativen Zusammenhang mit dem SMS (r_s: -0,095).

Etwas deutlicher tritt ein Zusammenhang bei der Testung mit der Einschätzung der Oberärztlichen Ethikkompetenz zu Tage, nämlich eine schwach negativ ausgeprägte Rangkorrelation mit dem SMS (r_s: -0,150; Sig. 0,018), dem MST (r_s: -0,245; Sig. 0,000) und etwas stärker ausgeprägt mit dem Score Ethische Konflikte (r_s: -0,351; Sig. 0,000). Keine Zusammenhänge konnten zwischen der Einschätzung zur eigenen Ethikkompetenz (SMS Sig: 0,457; MST Sig. 0,538; Eth. Konfl. Sig. 0,200) und der der KollegInnen (SMS Sig. 0,583; MST Sig. 0,36; Eth. Konfl. Sig. 0,074) mit den Scores festgestellt werden. Interessanterweise besteht ein recht robuster Zusammenhang des Antwortverhaltens beim Vergleich zur eigenen Ethikkompetenz und der der KollegInnen. Eine deutlich positive Rangkorrelation von r_s 0,556 (Sig. 0,000) weist daraufhin, dass zwischen der eigenen Ethikkompetenz und der der KollegInnen tendenziell kein wesentlicher Unterschied gesehen, also ähnlich eingeschätzt wird. Diese Hypothese kann also insgesamt nur teilweise und unter Vorbehalt eines schwachen Effektes angenommen werden, wobei die Ergebnisse vor allem in Bezug auf die Einschätzung der ärztlichen ethischen Kompetenz wirksam werden.

5.2.9 Explorative Zusammenhänge

Neben den aus den Erkenntnissen der Literatur heraus formulierten Hypothesen, lässt die gewählte Methodik der Rangkorrelationsrechnung weitere Prüfungen von plausiblen Zusammenhängen zu. So erscheint es grundsätzlich plausibel, dass die Arbeitszufriedenheit und Wirksamkeit mit der Wahrnehmung der Variablen zur Arbeitsbelastung zusammenhängen könnten. Dies bestätigt sich in der Rangkorrelationsrechnung relativ deutlich, die einen Zusammenhang zwischen dem Score Arbeitszufriedenheit/ Wirksamkeit und dem Score zur Arbeitsbelastung mit einem statistisch hoch signifikanten (Sig. 0,000), mittlerer negativer Stärke (r_s: -0,421) belegt. Das heißt, je stärker ausgeprägt die Summe der Items zur Beschreibung der Arbeitszufriedenheit und Wirksamkeit sind, desto eher sinkt die Summe der wahrgenommenen Arbeitsbelastung.

Als ein sehr starker Prädikator für verschiedenste Korrelationen hat sich in der Datenanalyse der Score zur Partizipation und Kooperation erwiesen. Es bildete sich eine relativ starke Assoziation zum Score Arbeitszufriedenheit heraus mit einem Korrelationskoeffizienten von r_s: 0,551, bei statistisch hoher Signifikanz (Sig. 0,000). Somit zeigt sich, dass eine Kooperation, Zusammenarbeit und Einbindung in Therapieentscheidungen, was der Score Partizipation/ Kooperation beschreiben soll, einen stark positiven Einfluss auf die Arbeitszufriedenheit haben kann.

Im Gegensatz zu dem Ergebnis im Kapitel 5.1.2, in dem die Fragen nach der gesamten Arbeitsbelastung und der Arbeitszufriedenheit einen überraschend schwach ausgeprägten Zusammenhang belegte, zeigte die Rangkorrelationsrechnung zwischen den Scores aus Arbeitszufriedenheit/ Wirksamkeit und dem Score Arbeitsbelastung hingegen das eher zu erwartende Ergebnis einer mittelstark negativen (r_s: -0,421), statistisch hoch signifikanten Korrelation. Während die direkt abgefragte Arbeitszufriedenheit und -belastung die eher abwegige These aufgeworfen hatte, dass mit starker Belastung die Zufriedenheit kaum absinkt, scheinen die in den Scores zusammengefassten Items zur Einschätzung von Belastung oder Zufriedenheit somit plausiblere Ergebnisse zu liefern.

Der Effekt der institutionellen ethischen Unterstützung auf die Arbeitszufriedenheit zeigte hingegen einen etwas schwächeren Zusammenhang mit einem Rangkorrelationskoeffizienten r_s von 0,325, bei einer ebenfalls hohen statistischen Signifikanz (Sig. 0,000). Damit ist dieser Zusammenhang auch stärker ausgeprägt, als der zwischen der institutionellen ethischen Unterstützung und den Scores zu moralischem Stress (Hypothese 4). Ein noch stärkerer Effekt konnte beim Antwortverhalten der Items beobachtet werden, die zur Beschreibung der Partizipation und Kooperation der Pflegekräfte und der institutionellen ethischen Unterstützung zusammengefasst wurden. Eine Rangkorrelationsrechnung dieser beiden Scores ergab einen hoch signifikanten (Sig. 0,000) mittleren positiven Zusammenhang (r_s: 0,424). Das würde bedeuten, dass Pflegende, die die Zusammenarbeit, Kooperation und Einbindung in Entscheidungsprozesse als positiv erleben, auch dazu neigen Aspekte, die eine institutionelle ethische Unterstützung ausweisen, positiver zu bewerten.

6. Diskussion und Schlussfolgerungen

6.1 Diskussion

Die Herausforderungen von ethisch-moralischen Konflikten spielen im Alltag der Pflegenden im intensivmedizinischen Bereich in vielerlei Hinsicht eine wesentliche Rolle. Diese Grundannahme, die schlussendlich die Basis dieser Forschungsarbeit darstellte, kann alleine schon durch die gute Rücklaufquote von fast 50% bestätigt werden. Aufgrund der sehr heterogenen Gruppe an eingeschlossen Kliniken und der sehr guten Rücklaufquote, spricht vieles dafür, dass die Ergebnisse als repräsentativ für die Situation im intensivmedizinischen Bereich im Raum Stuttgart angesehen werden können. Ob die optionale Gewinnspielteilnahme hierauf einen relevanten positiven Effekt hatte ist unklar, wie auch völlig offen ist, inwiefern sich dieser Aspekt auf das Antwortverhalten ausgewirkt haben könnte. Zum Vergleich, bei ähnlich gelagerten Befragungen wie etwa der multidisziplinär angelegten Befragung von Neitzke (2010) an der medizinischen Hochschule Hannover, ergab sich für die Pflegekräfte lediglich eine Rücklaufquote von 14,7%, bei einer Gesamtquote über alle Berufsgruppen von 20,15% (Neitzke, 2011, S. 62), während bei Sauer (2015) die Gesamtquote bei 35,42% lag (Sauer, 2015, S. 125). Letztere fand nicht in allen Bereichen einer Klinik statt, sondern gezielt in den onkologischen und intensivmedizinischen Abteilungen der Universitätsklinik Frankfurt, in denen ethische Konflikten eine besondere Relevanz besitzen. Ob nun die Befragten im intensivmedizinischen Bereich auch als vergleichsweise besonders stark belastet, im Sinne eines moralischen Stresses oder Moral Distress, anzusehen sind, lässt sich anhand der vorliegenden Daten nur schwer bestimmen, da das Studiendesigns kein Vergleich mit anderen Fachabteilungen oder Berufsgruppen zulässt. Was definitiv festgestellt werden kann, ist, dass die Befragten eine Vielzahl an verschiedenen ethischen Konflikten erleben und dies in einer tendenziell häufig oder regelmäßig auftretenden Form. So kann, wie im Kapitel *Ethische Konflikte und daraus resultierende Belastungen* (5.1.3) dargelegt, festgestellt werden, dass von der im Fragebogen enthaltenen Liste mit 15 möglichen Konfliktthemen, 9 von einer Mehrheit sehr häufig und eher häufig erlebt wurden. Vor allem die Aspekte, die für Konflikte im Zusammenhang mit schwierigen Therapieentscheidungen sprechen, wurden hierbei besonders häufig erlebt. In dem Zusammenhang fällt auch auf, dass Konfliktursachen, wie *unklare Verfahren der Entscheidungsfindung* und *ÄrztInnen haben eine andere Sichtweise auf das ethische Problem* die Liste der häufigsten Konfliktursachen anführen. Während ersteres direkt auf die Entscheidungsproblematik hinweist, gibt das zweite Item einen Hinweis auf das hintergründige Problem der unterschiedlichen Sichtweisen und möglicherweise einer verbesserungswürdigen Kommunikation zwischen den Professionen. Dass diese zwei Aspekte ein Hauptproblem im Intensivbereich darstellen könnten, wurde bereits zu Beginn gemutmaßt. Die Befragungen von Neitzke und

Sauer deuteten in eine ähnliche Richtung, wobei die Angaben zu Konfliktinhalten und Ursachen eine vergleichbare Reihenfolge ergaben (Neitzke, 2011; Sauer, 2015). Gleichzeitig
zeigte die Befragung aber auch auf, dass im Großen und Ganzen die Zusammenarbeit und
Kooperation als positiv wahrgenommen wird. Auch hierarchische Konflikte wurden kaum
als Hintergründe von ethischen Konflikten erlebt, was sich in der Literatur teilweise anders
darstellte (Knoll & Lendner, 2008, S. 344–346). Hier wäre grundsätzlich eine Veränderung
in den ärztlichen Teams denkbar, hin zu moderneren Führungsstilen, mit flacheren Hierarchien. Allerdings zeigte sich auch, dass die Pflegenden nicht im gleichen Maße an allge-
meiner Therapiesteuerung und Therapieentscheidungen beteiligt werden, sondern lediglich
an ersterem. Dieser Wiederspruch wird bereits in der Literatur beschrieben und bietet ein
hohes Konfliktpotential (Friesacher, 2011, S. 128). Die Korrelationsrechnungen mit den
Scores zur Kooperation und Partizipation, sowie die Testung mit dem Aspekt der Möglichkeit der Mitbestimmung bei Therapieentscheidungen, bestätigte tatsächlich die Hypothese,
dass diese einen wesentlichen Einfluss auf das Erleben von moralischem Stress und ethische Konflikte haben können (s. Kapitel 5.2.2 und 5.2.7). Die sehr eindeutig erscheinenden
Ergebnisse zu ethischen Konflikten werden etwas konterkariert durch die wesentlich abs-
traktere Frage nach inter- und intrapersonellen Konflikten. Lediglich etwas mehr als ein
Drittel gab an einen intrapersonellen und nicht einmal 30% einen interpersonellen Konflikt
täglich bis *wöchentlich* zu erleben. Seltener als *monatlich* oder *nie* wurden diese von mehr
als einem Drittel, bzw. fast der Hälfte der Befragten erlebt und das obwohl gleichzeitig eine
abweichende Sicht auf das ethische Problem durch die ÄrztInnen als eine wesentliche Ursache für ethische Konflikte beschrieben wurde. Konsequenterweise wurden auch die daraus resultierenden Belastungen als eher gering eingestuft. Zum Vergleich, bei Sauer hatten
zusammen genommen 70% der Pflegekräfte angegeben, intrapersonelle Konflikte *täglich*
bis *wöchentlich* zu erleben (Sauer, 2015, S. 127). Wie passt dieses Antwortverhalten zum
vorherigen Befund des häufigen Erlebens von ethischen Konflikten? Offenbar werden zwar
Konflikte, die in der Liste abgefragt wurden, erlebt, allerdings geschieht dies im Alltag ohne
eine bewusste Reflexion darüber, warum etwa die behandelnden ÄrztInnen in einem spezifischen Fall eine andere Sichtweise auf das ethische Problem haben könnten. Dass also
die Befragten zwar viele ethische Konflikte häufig erleben, aber weniger intra- und interpersonelle Konflikte angeben, könnte so interpretiert werden, dass lediglich die ursächliche, im
Vordergrund stehende auslösende klinische Situation, aber nicht die zugrundliegenden Hintergründe des Konflikts bemerkt werden. Es entsteht der Eindruck, dass die Fähigkeit zur
ethischen Reflexion, möglicherweise ja auch durch die Bedingungen des Alltags, lediglich
auf dem Stand des „schlechtes-Gefühl-äußerns" stagniert. Es wird wahrgenommen, dass
in einer bestimmten Situation etwas nicht gut oder falsch läuft, jedoch fällt die Reflexion
deren Ursache offenbar äußerst schwer. Ein „aktiv-ethisches Handeln", wie es Olbrich beschreibt (Olbrich, 2009), wird hier eher nicht sichtbar. Interessanterweise wurde die eigene

Ethikkompetenz und die der KollegInnen gleichzeitig überwiegend als *hoch* bis *sehr hoch* eingestuft, während nur ein verschwindend geringer Anteil angab, im letzten Jahr an Fortbildungen mit ethischen Inhalten teilgenommen zu haben. Es lässt sich jedoch gleichzeitig aus dem Antwortverhalten zur Frage, welche Unterstützungsmöglichkeiten gewünscht werden, ein großes Bedürfnis nach einer solchen Unterstützung ablesen. Dass keine notwendig ist, wurde lediglich von 3,8% der Befragten angegeben. Die bei dieser Frage möglichen Freitextangaben machten auch deutlich, dass einige möglicherweise nicht genau wussten, was der Begriff der ethischen Fallbesprechung beinhaltet. Es wurden mehrmals Vorschläge unterbreitet, die im Wesentlichen einer ethischen Fallbesprechung entsprechen würden. Auch im Zusammenhang mit freien Angaben zum Ethikkomitee wurde deutlich, dass nicht immer bekannt war, worin dessen Aufgaben bestehen. Dies zeugt von Unsicherheiten oder wenig Erfahrung, was ethische Themen, in dem Fall Unterstützungsmöglichkeiten, Beratung und Fallbesprechungen betrifft. In einigen Fällen wurde auch ganz direkt auf primär ethikfremde Hintergründe abgezielt, in dem etwa im Rahmen einer Supervision eher Themen wie Kommunikation und Zusammenarbeit aufgearbeitet werden sollten. Dies verweist im Umkehrschluss unmittelbar auf Aspekte der interdisziplinären Zusammenarbeit als mögliche Ursache von ethischen Konflikten.

Wenn man die im dritten Kapitel, *Setting Intensivstation,* beschriebenen schwierigen Arbeitsbedingungen berücksichtigt, erscheint es plausibel, dass auch diese nicht eben unterstützend auf die Konfliktsituationen einwirken. Dies wird auch dadurch bestätigt, dass *Zeit- bzw. Personalmangel* als dritthäufigste Ursache (61,6% sehr häufig/ eher häufig) von ethischen Konflikten benannt wurde, was sich bei Neitzke und Sauer sogar als häufigste Ursache für ethische Konflikte für die Pflegenden darstellte (Neitzke, 2011, S. 71; Sauer, 2015, S. 129) Wenn man nun zusammenfassend die Häufigkeit von geleisteten Überstunden, die relativ selten gegebene Möglichkeit zum zeitnahen Abbau der Überstunden betrachtet und bedenkt, dass der Großteil der Befragten mehr als die von der DGF geforderte maximale Anzahl von zwei PatientInnen über alle Schichten betreut, kann von einer objektiv hohen Arbeitsbelastung ausgegangen werden, die auch zur subjektiven Einschätzung einer insgesamt hohen Belastung passt. Die Überlegung, dass eine ethische Reflexionsfähigkeit unter solchen Bedingungen eher weniger stark im Arbeitsalltag zum Tragen kommt, wird durch das Antwortverhalten zur *Privat- und Intimsphäre* bestätigt. Ein unzureichender Schutz wird *eher selten* (45,8%) oder *sehr selten* bis *nie* (zusammen 29%) erlebt. Das Item in der Liste mit möglichen Konflikten, mit dem stärksten pflegerischen Anteil, wird damit von der Mehrheit als wenig relevant eingestuft. Die qualitative Befragung von Barandun-Schafer et al. (2015) erbrachte einen ähnlichen Befund. Demnach werden ethische Fragen des Pflegealltags eher nicht wahrgenommen oder zumindest nicht explizit genannt. Widerstand durch die PatientInnen wird etwa aus Gewohnheit oder Sachzwang überwunden, dahinter kein ethisches Dilemma gesehen, sondern als rein fachliche Aufgabe verstanden. Die Konsequenzen der Maßnahmen für die Betroffenen sind daher häufig nicht bewusst. (Barandun Schafer et al., 2015, S. 324) Auch der Aspekt *Zwangsmaßnahmen und Fixierung* wird verhältnismäßig zurückhaltend bewertet, wobei zumindest eine knappe Mehrheit dies *sehr häufig* oder *eher häufig* erlebt. Ein erstaunlicher Befund, der sich vor allem durch die zuvor formulierte Beobachtung bei Barandun-Schafer erklären ließe. Auch Dörries verweist darauf, dass Konflikte häufig vor allem dann als ethisch herausfordernd wahrgenommen werden, wenn diese außerhalb des routinemäßigen Ablaufs liegen (Dörries, 2010, S. 13), also beispielsweise eher bei Therapiezielentscheidungen, als bei alltäglichen Maßnahmen wie einer Patientenfixierung, um beispielsweise eine versehentliche Selbstextubation vorzubeugen. Auch die Einschätzung der Befragten, dass ethische Konflikte kaum Einfluss auf die eigene Arbeitsleistung haben sollen, überrascht damit weniger. Schließlich haben die als ethisch wahrgenommenen Konflikte eher nicht direkt mit der eigenen Tätigkeit zu tun, da diese therapeutischen Entscheidungen ja primär von ärztlicher Seite getroffen werden, selbst bei guter Einbindung der Pflegenden. Dem Standpunkt, dass ethische Konflikte aber einen negativen Effekt auf die Arbeitszufriedenheit haben könnte, wurde dafür relativ deutlich zugestimmt (36,3% *stimme völlig zu*, 46,6% *stimme eher zu*). Dieser Zusammenhang ließ sich in der Analyse dann mithilfe der Scores ebenso statistisch belegen. Das Ausmaß der Belastungen, im Sinne eines Moralischen Stress in den letzten zwei Wochen (MST), ergab eine deutliche Tendenz zur Mitte. Auch der errechnete Score zum moralischen Stress (SMS) ergab eine große Gruppe, die im Verhältnis zum Gesamtergebnis als mittelstark belastet definiert wurde. Dennoch können diese Ergebnisse als Beleg betrachtet werden, dass moralischer Stress per Selbstauskunft (MST), als auch in einem berechneten Wert, basierend auf dem Antwortverhalten in mehreren Items (SMS) zu diesem Phänomen, als relevantes Problem betrachtet werden muss und dabei mit den Einschätzungen und Scores zur Arbeitszufriedenheit, Arbeitsbelastungen und Überlegungen zum Stellen-/ Berufswechsel in unterschiedlichem Ausmaß korrelierten. Den stärksten Zusammenhang bildete die Korrelationsrechnungen (siehe Kapitel 5.2) aus dem Ausmaß an ethischen Konflikten und dem moralischen Stress (SMS und MST), sowie moralischem Stress und dem Score Arbeitszufriedenheit/ Wirksamkeit. Letzterer stand wiederum in einem relativ starken Zusammenhang mit den Items zur Einschätzung der Arbeitsbelastung. Betrachtet man nun einerseits die widersprüchlich erscheinenden Angaben zu den Konflikten und den moralischen Belastungen, andererseits die mithilfe der Scores errechneten Zusammenhänge und Bedeutung von moralischem Stress, lassen sich vor allem drei Erkenntnisse ableiten, die für die weiteren Überlegungen hinsichtlich von Handlungsempfehlungen leitend sein können:

1. Es kann als erwiesen angesehen werden, dass moralische Belastungen ein wesentliches Problem für die Pflegenden im intensivmedizinischen Bereich darstellen. Un-

ter Berücksichtigung eines ohnehin als stressig-belastend wahrgenommen Arbeitsalltags, bei gleichzeitig zunehmendem Fachkräftemangel, stehen die Kliniken allein schon aus einem Selbsterhaltungstrieb heraus in der Pflicht, diesem zusätzlichen Stresserleben entgegen zu wirken. Schließlich können diese moralisch-ethische Belastungen wie dargelegt, die Arbeitszufriedenheit schmälern, den Wunsch auf berufliche Veränderungen verstärken und somit die faktischen Arbeitsbedingungen verschlechtern. Gleichzeitig kann es daraus resultierend zu einer steigenden allgemeinen Arbeitsbelastung kommen, was wiederum zu vakanten Stellen, schlechteren Arbeitsbedingungen und einer sich selbst verstärkenden Kaskade von Verschlechterungen und steigenden Belastungen führt. Eine solche Arbeitsstellenflucht und drohende „Zerbröselung" ganzer Intensivpflegeteams, kann sich vor allem in Ballungsräumen wie Stuttgart, mit hoher Klinikdichte und verschärftem Werben um Fachkräfte, kaum ein Krankenhaus ernsthaft leisten. Das präventive Entgegenwirken einer solchen Kaskade wäre somit grundsätzlich vernünftig und folgerichtig.

2. Die Befragung hat einerseits eine klare moralische Belastung der Pflegenden aufgezeigt, aber gleichzeitig auch auf Mängel der ethischen Reflexionsfähigkeit hingewiesen oder alternativ Hinweise auf deren Verhinderung im Arbeitsalltag belegt. Dies lässt sich anhand der Ergebnisse jedoch nicht mit Sicherheit differenzieren. Daraus lässt sich aber dennoch die Notwendigkeit einer Stärkung der ethischen Kompetenz bei den Pflegenden als wesentliche Maßnahme zur Vorbeugung von moralischem Stress ableiten. Dies hätte zweierlei zur Folge. Einerseits würden die Pflegenden befähigt, ihr moralisches Unwohlsein deutlicher zu artikulieren und auf Basis der eigenen Wertvorstellungen auch zu begründen. Das hätte andererseits wiederum zur Folge, dass vor allem die Konfliktthemen, die als besonders häufig erlebt und in den Korrelationsrechnungen auch mit einem besonders verstärkenden Effekt auf die moralischen Belastungen belegt werden konnten, viel eher im therapeutischen Team auf einer gemeinsamen Ebene diskutiert werden könnten. Schließlich hat diese Befragung auch ergeben, dass eine Einbindung in Therapiezielentscheidungen positiv auf das Stresserleben einwirken kann und dies vor allem auf Basis einer gemeinsamen Diskussionsebene stattfinden muss. Grundlegend hierfür ist, neben einem vergleichbaren (ethischen) Kompetenzniveau, die notwendigen Kommunikationsstrukturen zu schaffen. Außerdem kann bei einer Zunahme an ethischer Kompetenz davon ausgegangen werden, dass auch das allgemeine pflegerische Handeln einer zunehmenden kritischen Selbstüberprüfung unterworfen werden würde und somit eine Verbesserung der Pflegequalität erreicht werden könnte.

3. Um einen solchen Kompetenzzuwachs und die Verankerung eines Ethikgeleiteten
    Pflegehandelns zu ermöglichen, gilt es von Seiten der Kliniken, entsprechende Res-
    sourcen und Unterstützungsmöglichkeiten zur Verfügung zu stellen. Grundbedin-
    gung ist dabei, dass sich das Unternehmen selbst als Institution mit einem starken
    Ethikkodex versteht, das sich in den unternehmerischen Entscheidungen und Hand-
    lungen widerspiegeln muss. Die Möglichkeiten, auf die jeweiligen Arbeitsbedingun-
    gen und Zufriedenheit der Mitarbeiter positiv einzuwirken, werden sicherlich bislang
    noch bei weitem nicht ausgereizt. Eine Möglichkeit besteht darin einen Rahmen an-
    zubieten, der zum Schutz der MitarbeiterInnen und PatientInnen, vor allem bei einer
    sich ankündigenden Überlastung durch Personalmangel, beiträgt. Alle Items, die ein
    solches ethisches Handeln der Kliniken anzeigen würden, wurden in der Befragung
    eher negativ eingeschätzt. Hierin besteht ein bedeutendes Verbesserungspotential.
    Da etwa die Hälfte der angefragten Kliniken, bzw. Träger an der Befragung nicht
    teilnehmen wollten und davon auszugehen ist, dass zumindest ein Teil hiervon auf-
    grund des Wissens um aktuell schwierigste Arbeitsbedingungen davon Abstand ge-
    nommen hatten, erscheint es plausibel, dass dieses Problem in anderen nicht an
    der Befragung teilnehmenden Kliniken sich noch ausgeprägter darstellen würden.

6.2 Handlungsempfehlungen

Aus den beschriebenen Ergebnissen der Befragung und der zusammenfassenden Schlussfolgerungen ließen sich zwei wesentliche Handlungsempfehlungen ableiten.

1. Stärkung der Ethischen Kompetenz

Die Befragung zeigte recht deutlich auf, dass ethische Konflikte häufig erlebt werden und
daraus wiederum moralischer Stress resultiert. Das Antwortverhalten weist zudem auf Wissenslücken hin oder zumindest darauf, dass dieses Wissen und Fähigkeiten im Alltag nicht
angewendet werden können. Dennoch geben Barlem und Ramos zu bedenken, dass eine
ethische Kompetenz Voraussetzung ist, damit moralische Herausforderungen eben nicht in
einem ausgeprägten Stresserleben und entsprechenden negativen Gefühlen münden, mit
einer Stagnation in Unsicherheit, ohne Entwicklung eines moralischen Standpunkts. Eine
Stärkung der ethischen Kompetenz ermöglicht es hingegen, dass die Fähigkeit der moralischen Abwägung als Teil dieser Kompetenz durch das Erleben von ethischen Konflikten
sogar gestärkt wird. Die Pflegenden werden befähigt gezielt wichtige Informationen zu sammeln, Alternativen aufzeigen, Kriterien überprüfen und Entscheidungen zu fällen, eine be-
gründete Position einzunehmen, dementsprechend zu handeln und die getroffene Entscheidung beurteilen und abwägen zu können. (Barlem & Ramos, 2015, S. 611) Allmark
verweist außerdem darauf, dass das Befassen mit Ethik und ethischen Theorien ferner das
Potential hat, die pflegerische Praxis insgesamt zu verbessern. Dabei geht es nicht nur

darum ethische Dilemmata und Fragestellungen zu beantworten. Dieser erste Schritt des Erkennens von ethischen Fragestellungen in Problemen der Praxis, führt dazu, dass Methoden entwickelt werden können, um solche Fragestellungen auf Basis von soliden ethischen Überzeugungen gezielt anzugehen. (Allmark, 2005, S. 623) Auch die Medizinethiker Simon und Neitzke verweisen auf den Zusammenhang vom Umgang mit ethischen Konflikten und der ethischen Kompetenz. Für diese stellt der Aspekte Entwicklung einer moralischen Sensibilität den zentralen Kern einer ethischen Kompetenz dar. Allerdings gilt es ferner sich über die eigenen Werte klar zu werden, um diese begründet darstellen zu können. Hinzu kommt die Fähigkeit den Standpunkt des Anderen wahrnehmen und darauf eingehen zu können. Das darauffolgende Abwägen der Argumente fördert die Entwicklung einer Entscheidungskompetenz und meint vor allem das Abwägen der in dem Fall berührten moralischen Güter. Es kommt zu einem Ausgleich von moralischen Interessen und schließlich zu einer Umsetzung und Rechtfertigung von Entscheidungen. (Simon & Neitzke, 2010, S. 34–36)

Daher gilt es, als Konsequenz aus den potentiellen Problemen und Folgen von moralischem Stress, die Weiterentwicklung der ethischen Kompetenz bei den Pflegenden zu unterstützen. Hierfür sollte ein entsprechendes, interdisziplinäres Weiterbildungsprogramm aufgelegt werden. Die Implementierung ethisch geleiteten Handelns in den Arbeitsalltag stellt jedoch den eigentlichen Knackpunkt dar. Schließlich wird einerseits diese spezifische Kompetenz gefördert und andererseits erschweren die schwierigen Arbeitsbedingungen die Umsetzung einer ethischen Reflexion des Handelns. Simon und Neitzke verweisen darauf, dass viele Beschäftige aufgrund der sich verschlechternden Arbeitsbedingungen die eigenen moralischen Ansprüche im Arbeitsalltag nicht realisieren können. „Das moralische Niveau in Medizin und Pflege kann nicht höher sein als die institutionellen Rahmenbedingungen es zulassen" (Simon & Neitzke, 2010, S. 37). Als konkreter Ansatz, um ethisches Handeln im Arbeitsalltag zu integrieren bieten sich regelmäßige ethische Fallbesprechungen nach dem sogenannten METAP-Modell an. Dieses Modell bietet unter anderem auf Basis des Prinzipienmodells nach Beauchamp und Childress mehrere Stufen in Form eines Eskalationsmodells an. Diese Stufen bedeuten ein unterschiedliches Ausmaß der notwendigen Bearbeitung von ethischen Problemen und Dilemmata. Die niedrigste Stufe steht dabei für die Wahrnehmung und Reflexion der einzelnen Person, die höchste für eine Konsultation des Ethikkomitees. (Meyer-Zehnder, Barandun Schafer, Albisser Schleger, Reiter-Theil & Pargger, 2014, S. 478) Dieses Modell bietet damit die Möglichkeit die unterschiedlichsten Probleme und Konflikte regelmäßig und mit einer dafür passenden Methodik zu bearbeiten und somit Teil des alltäglichen Handelns zu werden. Um dieses oder ein anderes Modell implementieren zu können, bedarf es jedoch der aktiven Unterstützung durch die Klinik und somit einer konkreten Organisationsethik, da hierfür beispielsweise das entsprechende Personal und Zeitressourcen zur Verfügung gestellt werden müssen.

2. Institutionelle Ethische Unterstützung

Die Kliniken und übergeordneten Träger stehen in der Pflicht, das notwendige zu tun, um die an der Versorgung und Betreuung beteiligten Berufsgruppen zu unterstützen und zu schützen. Grundsätzlich sind die moralischen Überlegungen und ethische Positionierung der Pflegenden abhängig von der Möglichkeit, sich für die Bedürfnisse und Rechte der PatientInnen einsetzen zu können. Die Entwicklung des Moral Distress könnte mit der unzureichenden Möglichkeit der Anwaltschaft und der konsequenten Behinderung von moralischen Überlegungen bei den Pflegenden zusammenhängen, was zu einem schlechteren Patientenkontakt und einem verstärkten Distress bei den Pflegenden führt, zum Leidwesen der KlientInnen. (Barlem & Ramos, 2015, S. 613) Salomon und Ziegler verweisen des Weiteren darauf, dass viele Kliniken oder Abteilungen von Kliniken auch heute noch eine große Nähe zu Systemen mit struktureller Verantwortungslosigkeit haben, in denen nur Anweisungen ausgeführt werden. Dies steht jedoch einer motivationsfördernden Selbstverantwortlichkeit der Mitarbeiter entgegen und beeinträchtigt so das Arbeiten innerhalb einer Berufsgruppe wie auch das Miteinander zwischen verschiedenen Berufsgruppen. (Salomon & Ziegler, 2007, S. 182) Dies zeigt recht plastisch auf, inwiefern schwierige Arbeitsbedingungen und andere Mängel der Einrichtung, Pflegende und PatientInnen gleichermaßen Schaden zufügen können. Dementsprechend gilt es...

...unnötigen Belastungen, aufgrund ungenügender Personalbesetzungen, durch ein offensives Bemühen um qualifizierte Pflegekräfte zu begegnen. Bei kurzfristigen Belastungsspitzen bieten sich Bettensperrungen, das Versetzen von Personal oder interne Regelungen zur Reduktion von nicht unbedingt notwendigen medizinisch-pflegerischen Maßnahmen an. Dass die Pflegenden in der Praxis hierbei häufig alleine gelassen werden oder solche Absprachen nicht transparent gemacht werden, hat diese Befragung deutlich aufgezeigt. Eine Folge davon kann die weitere Abwanderung von häufig hoch qualifiziertem, motiviertem Fachpersonal sein.

...vorhandene Strukturen der Ethikberatung zu stärken, damit diese häufiger in Anspruch genommen werden und zu einer Entlastung beitragen können. Hierfür müssen die notwendigen Voraussetzungen, wie zeitliche Kapazitäten zur Verfügung gestellt und die entsprechenden Überzeugungen vom Unternehmen auch vorgelebt werden. Hierfür konnten die vier Säulen der Organisationethik nach der Pflegeethikerin Rabe identifiziert werden: das Vorhalten von Strukturen für ethische Reflexion und Entscheidungsfindung, ein ethisch reflektiertes Qualitätsmanagement, eine positive Kultur im Gesamtunternehmen und ein transparenter Umgang mit Fragen der Autonomie. (Rabe, 2013, S. 38) Ein Erwerb von ethischer Kompetenz ist nur dann sinnvoll und praxisrelevant, wenn sie auch praktisch ausgeübt werden kann (Simon & Neitzke, 2010, S. 37). Zudem kommt es nur durch häufiges Anwenden der ethischen Fähigkeiten zu einer Stärkung der Sensibilität und Kompetenz.

Klare Strukturen zum Vorgehen der Fallbesprechungen wirken in den Arbeitsalltag, wodurch es zu einem wachsen des gegenseitiges Verständnis kommen kann und auch die ethische Dimension der Pflege so sichtbar gemacht werden kann. (Barandun Schafer et al., 2015, S. 324)

...die Kommunikation und Zusammenarbeit zwischen den Professionen zu verbessern und klare, transparente Absprachen zu treffen, was die Aufgabenverteilung und Kompetenzen betrifft. Hierbei sind neben der Institution, die den nötigen Rahmen vorgeben muss, etwa in Form von regelmäßig tagenden Foren wie dem Ethikkomitee, vor allem aber die Berufsgruppen der Pflege und Ärzteschaft selbst gefragt. Eine gute Zusammenarbeit und Kommunikation hat das Potential viele ethische Konflikte und Belastungen schon im Vorfeld abzufangen oder zumindest wesentlich abzuschwächen. Sowohl diese Befragung, als auch die zugrunde gelegte Literatur konnte dies deutlich belegen. Eine mit mindestens diesen beiden Berufsgruppen besetzte stationsgebundene Ethikgruppe zu gründen, könnte hierbei unterstützend wirken. In dem Zusammenhang sei erneut auf das METAP Modell verwiesen, welches diese interdisziplinäre Zusammenarbeit und Austausch bei ethischen Fragestellungen somit stärken könnte und den notwendigen konkretisierten Rahmen bieten würde. Das notwendige Personal, bzw. Zeitressourcen bereit zu stellen fällt wiederum in den Verantwortungsbereich der Klinikleitung.

6.3 Limitationen und weiterer Forschungsbedarf

Die Ergebnisse der Befragung decken sich mit denen der internationalen Literatur und könnten insofern als eine Bestätigung fast aller formulierten Hypothesen verstanden werden. Dennoch gilt es bei der Bewertung dieser Erkenntnisse einige Limitierungen zu berücksichtigen. Nun weisen zum einen die Zusammenhänge in den Rangkorrelationsrechnungen, auf die hier Bezug genommen wurde, nicht immer starke, sondern eher mittlere bis mäßige Effekte aus. Dies liegt andererseits sicherlich in der unterschiedlichen Güte der verwendeten Scores begründet. Diese Scores basieren schlussendlich nur auf den Items, die im Fragebogen enthalten waren und können somit nicht den Anspruch erheben komplexe Phänomene wie moralischer Stress, Arbeitsbelastungen oder interdisziplinäre Kooperation und Partizipation vollständig abzubilden. Dieser Umstand grenzt die Aussagekraft ein wenig ein. Dennoch zeigten sich andererseits jeweils statistisch überwiegend hoch signifikante Zusammenhänge, zum Beleg der einzelnen Hypothesen. Es wurde bei der Entwicklung der Fragebögen bewusst eine Reduktion der Aussagekraft der Scores in Kauf genommen, um dafür eine größere Vielzahl an möglichen Einflussfaktoren auf moralischen Stress zusammenfassen zu können. Ein Fragebogen, in dem alle Konstrukte den Gütekriterien von Validität und Reliabilität entspricht, wäre deutlich zu lang geraten und somit nicht mehr praktikabel in der Anwendung gewesen. Das gewählte Forschungsdesign hätte bei

den vorliegenden Rahmenbedingungen vermutlich Probleme mit der Rücklaufquote gene-
riert. Eine weitere Einschränkung bei der Beurteilung der Korrelationsrechnungen besteht
darin, dass aufgrund der Konstruktion dieser Scores, nicht alle Antworten eingeflossen sind,
da ein unterschiedliches Antwortverhalten innerhalb der jeweiligen Items vorlag. Hierdurch
ist vor allem der Vergleich, hinsichtlich der Stärke von Rangkorrelationen zwischen den
einzelnen Scores nur unter Vorbehalt zu betrachten.

Obwohl die Ergebnisse der Hypothesentestungen als äußerst plausibel betrachtet werden
können, verbleiben dennoch einige Lücken. Grundsätzlich können nicht alle Faktoren, die
zu einem Stresserleben beitragen durch den vorliegenden Fragebogen erfasst werden. Vor
allem der private Bereich, der ebenfalls mit Belastungen einhergeht und das sonstige Stress
und Belastungserleben beeinflussen könnte, blieb komplett unberücksichtigt. Auch der in
der Literatur aufgeführte Faktor der Art der Personalführung, konnte aus pragmatischen
Gründen hier nicht berücksichtigt werden. Einerseits hätte dieser Fragenkomplex den Fragebogen stark aufgebläht, zum anderen wurde ein negativer Effekt auf die Rekrutierung der
Kliniken befürchtet, da die Vorgesetzten der Pflegenden primär über eine Teilnahme der
Station an der Studie beraten haben. Auch ein Veto des Betriebsrates wäre wahrscheinli-
cher geworden.

Ein großes Problem, von dem im Zusammenhang mit Therapiezielentscheidungen berichtet wird, liegt in Meinungsverschiedenheiten von unterschiedlichen Disziplinen begründet.
Vor allem auf Intensivstationen mit überwiegend chirurgischen PatientInnen kommt dies
möglicherweise häufig zum Tragen. Die betreffenden Stationen sind für gewöhnlich anästhesiologisch geleitet, während jedoch die Operationen, die ursächlich für den Intensiv-
aufenthalt sind, selbstverständlich von Chirurgen durchgeführt wurden. Die Vertreter beider
Ärztegruppen haben ein verständliches Interesse an der Therapiesteuerung und hierbei
unter Umständen sehr unterschiedliche Sichtweisen auf die Betroffenen. Auf der einen
Seite die primär im Intensivbereich behandelnden ÄrztInnen, mit einem engeren, täglichen
Kontakt und auf der anderen Seite die Operateure, die vor allem das zugrundeliegende,
operierte Problem im Blick haben. Dieser Grundkonflikt zwischen den Fachabteilungen
hätte als mögliche Ursache für ethische Konflikte in die entsprechende Itembatterie aufgenommen werden können. Ebenso hätte bei der Frage nach der ethischen Kompetenz der
einzelnen beteiligten Gruppen, die Gruppe der verantwortlichen Operateure aufgenommen
werden sollen. Vereinzelt wurde dies auch handschriftlich im Fragebogen durch die Befragten ergänzt. An dieser Stelle wäre auch eine Differenzierung von verantwortlichen OberärztInnen und Chefarzt oder Chefärztin in der Fragestellung sinnvoll gewesen. Auch dies
wurde vereinzelt angeregt und sollte in nachfolgenden Befragungen berücksichtigt werden.

Der Aspekt *Verteilung knapper Mittel* als mögliche Ursache von ethischen Konflikten wurde auffallend häufig nicht beantwortet. In zwei Fällen wurde direkt hinter das Item ein Fragezeichen gesetzt. Es wäre also möglich, dass diese knappe Formulierung inhaltlich nicht von allen Befragten verstanden wurde. Ohnehin kam es immer wieder zum Auslassen vereinzelter Items, vor allem bei den drei größeren Itembatterien. Zum Teil könnte dies auch einer mangelnden Konzentration oder Ablenkungen beim Ausfüllen geschuldet und diese Zeilen versehentlich ausgelassen worden sein. Sollte dies die Ursache gewesen sein, hatte das unter Umständen auch Einfluss auf das Beantworten anderer Fragen und Items, die etwas abstrakter formuliert waren, wie etwa die Frage nach dem Erleben von intra- und interpersonellen ethischen Konflikten. Hierdurch könnten die Ergebnisse teilweise verfälscht worden sein. Weitere mögliche Fehlerquellen hinsichtlich der gesammelten Stichprobe bestand im relativ kurzen Befragungszeitraum. Dies hatte zu Folge, dass Teilzeitkräfte, vor allem solche mit einem sehr geringen Arbeitsanteil, eventuell unterrepräsentiert waren und das dann auch der eigentliche Grund für einen nicht nachweisbaren Zusammenhang von Beschäftigungsumfang und moralischem Stress darstellte. Zu bedenken ist außerdem die ausgeprägte Heterogenität der einzelnen Stationen der Stichprobe, was Größe der Klinik und der Stationen betrifft. Es sind sowohl größere, reine Intensivstationen, wie auch kleine und mittelgroße Hybridstationen aus Intermediat Care und ICU's in der Stichprobe zu finden. Aufgrund der Verblindung bei der Datenerfassung, also der Durchmischung der Fragebögen, war eine Unterscheidung der einzelnen Stationsarten nicht mehr möglich. Dementsprechend ist beispielsweise der Faktor Pflegekraft-Patientenverhältnis als relativ zu betrachten. Die Betreuung von zwei bis drei PatientInnen kann aufgrund unterschiedlicher Voraussetzungen und klinischem Zustand in einem Bereich als gut machbar, in anderen Stationen als deutliche Überforderung wahrgenommen werden, was zu entsprechenden Verzerrungen bei Testungen mit dem Betreuungsquotienten führen könnte und womöglich ebenso die Darstellung deutlichere Zusammenhänge verhinderte. Dennoch konnte der Aspekt der Arbeitsbedingten Belastungen in den Rangkorrelationsrechnungen mit Aspekten der moralischen Belastungen, trotz dieser Einschränkungen deutlich nachgewiesen werden.

Der klassische Bias von Befragungen mit ethischem Hintergrund hingegen besteht darin, dass vor allem Personen, die sich zu diesem Thema schon viele Gedanken gemacht haben, bzw. sich sehr für diese Themen interessieren, an den Befragungen teilnehmen und so die Ergebnisse verzerren. Dies kann für die vorliegende Befragung mit einer gewissen Wahrscheinlichkeit ausgeschlossen werden. Aufgrund der hohen Rücklaufquote und auch aufgrund des Antwortverhaltens bei komplexeren Fragestellungen, lässt dies kaum den Schluss zu, dass überwiegend Fachexperten des zugrundeliegenden Forschungsgegenstands an der Befragung teilgenommen hätten. Auch die spekulative geäußerte Vermutung eines Stationsleiters, dass vor allem unzufriedene MitarbeiterInnen hieran teilnehmen würden, lässt sich anhand der geäußerten tendenziell großen Zufriedenheit, widerlegen. Auffällig ist der relativ geringe Anteil an Pflegenden mit einem sehr geringen Stellenanteil, wie etwa Minijobber. Aufgrund des relativ kurzen Befragungszeitraums von zwei Wochen wurden möglicherweise zu wenige dieser Gruppe erreicht. Denkbar wäre auch, dass sich manche dieser Teilzeitkräfte, aufgrund ihres geringen Beschäftigungsumfangs, durch die Befragung nicht angesprochen gefühlt haben. Gleichzeitig kann aber konstatiert werden, dass das Thema ethische Konflikte tatsächlich ein Thema zu sein scheint, das den MitarbeiterInnen „unter den Nägeln brennt". Anders lässt sich die gute Rücklaufquote bei einer rein freiwilligen Befragung mit einem relativ umfangreichen Fragebogen kaum erklären. Die einzige wahrscheinliche Ergebnisverfälschung liegt in den nicht teilnehmenden Kliniken begründet. Hier besteht der Verdacht, dass zumindest ein Teil der betroffenen Krankenhäuser, aufgrund der als aktuell besonders schwierig eingeschätzten Arbeitsbedingungen die Teilnahme an der Studie verweigerten. Somit hätten sich unter Umständen bei deren Teilnahme, noch deutlich stärkere Zusammenhänge darstellen lassen können.

Neben dem Versuch, diese Zusammenhänge auf Basis verbesserter Befragungsinstrumente genauer zu beschreiben, besteht ein weiterer Forschungsbedarf in der Untersuchung des pflegerischen Handelns hinsichtlich eines ethisch geleiteten Arbeitens als Ausdruck von ethischer Kompetenz. Das Antwortverhalten im Zusammenhang mit wahrgenommenen ethischen Konflikten und dem relativ seltenen Erleben von intra- und interpersonellen Konflikten hat bei der Auswertung die Frage aufgeworfen, ob dies Hinweise auf Schwächen in der ethischen Kompetenz darstellen oder lediglich Hinweise auf die Schwierigkeit von ethischer Reflexion im Arbeitsalltag. Es ist jedoch aufgrund des Designs und der Entscheidungen im Vorfeld der Fragebogenentwicklung, nicht möglich auf die Ausprägung der Ethikkompetenz der Pflegenden zu schließen. Zu erforschen inwieweit die ethische Kompetenz nun in das alltägliche Arbeiten einfließt, ob unbewusst oder deutlich artikulierbar, wäre sehr hilfreich, um den Unterstützungs- und Schulungsbedarf der jeweiligen Pflegekräfte einschätzen zu können. Eine gießkannenartige Verbreitung von Fort- und Weiterbildungen hat sicherlich nicht den gleichen Effekt, wie die gezielte, dem tatsächlichen Bedarf entsprechend angepasste Bildungsmaßnahmen. Hierbei wäre vor allem aus empirischer Sicht interessant, ob eine zu messende ethische Kompetenz im Verlauf des Berufslebens eher zunimmt oder aufgrund der problematischen Arbeitsbedingungen eher wieder verloren geht. Ferner wäre es grundsätzlich auch von Bedeutung zu erforschen, ob sich hierbei Unterschiede zwischen den AbsolventInnen einzelner Pflegeschulen, zwischen den Bundesländern mit ihren unterschiedlichen Ausbildungsinhalten und den verschiedenen Formen der Trägerschaft der jeweiligen Kliniken finden lassen. Vor allem ein Vergleich zwischen den Kliniken wäre auch in dieser Studie vorteilhaft gewesen, was jedoch von einigen teilnehmenden Krankenhäusern von vornherein nicht gewünscht wurde und diese Verblindung zum Teil auch eine Grundbedingung für die Teilnahme an der Studie darstellte. Auch die Ärztliche Sicht auf ethische Fragestellungen und moralischem Stress, speziell im Intensivbereich zu beleuchten, wäre als Weiterführung dieser Befragung hilfreich. Vor allem die Wahrnehmung des pflegerischen Handelns und die Zusammenarbeit zwischen diesen beiden Gruppen könnte zusätzlich in den Fokus rücken.

6.4 Fazit

Die Analyse der Befragungsergebnisse und die dargestellten Zusammenhänge zeigen recht deutlich, dass die Pflegenden im intensivmedizinischen Bereich ihre Arbeitsbelastung als hoch einschätzen. Dafür sprechen sowohl die konkrete Frage nach der arbeitsbedingten Belastung, als auch die abgefragten Items, die Kennzeichen dieser Belastung darstellen. Gleichzeitig gaben die Befragten eine relativ hohe Arbeitszufriedenheit an. Auf diese können sich jedoch ethische Konflikte und moralischer Stress negativ auswirken. Vor allem Konflikte, die im Zusammenhang mit Therapieentscheidungen stehen, bilden hierbei die am häufigsten genannten Konflikte. Die Zusammenarbeit und Kooperation zwischen den Berufsgruppen wird von den Pflegekräften überwiegend positiv beschrieben, ebenso die Partizipation an Entscheidungsprozessen. Vor allem diese Aspekte sind es, die auf das Erleben von moralischem Stress einwirken können, positiv wie negativ. Hinzu kommt der Umfang an erlebter institutioneller ethische Unterstützung. Zusammenfassend lässt sich somit festhalten, dass die Befragung unter den Pflegenden die wesentlichen Aspekte der internationalen Literatur bestätigen konnten. Hieraus lassen sich konkrete Maßnahmen zur Prävention eines Moral Distress ableiten, die vor allem auf eine Stärkung der ethisch-moralischen Kompetenz, Verbesserung bei der interprofessionellen Kooperation und Kommunikation sowie eine Verbesserung der Rahmenbedingungen, hinsichtlich einer institutionellen ethischen Unterstützung durch die Kliniken, abzielen.

Literaturverzeichnis

Albisser Schleger, H., Pargger, H. & Reiter-Theil, S. (2008). "Futility"-Übertherapie am Lebensende? Gründe für ausbleibende Therapiebegrenzungen in Geriatrie und Intensivmedizin // „Futility" - Übertherapie am Lebensende? *Zeitschrift für Palliativmedizin, 9* (2), 67. https://doi.org/10.1055/s-2008-1067426

Allmark, P. (2005). Can the study of ethics enhance nursing practice? *Journal of advanced nursing, 51* (6), 618–624. https://doi.org/10.1111/j.1365-2648.2005.03542.x

Barandun Schafer, U., Ulrich, A., Meyer-Zehnder, B. & Frei, I. A. (2015). Ethische Reflexion von Pflegenden im Akutbereich--eine Thematische Analyse. *Pflege, 28* (6), 321–327. https://doi.org/10.1024/1012-5302/a000457

Barlem, E. L. D. & Ramos, F. R. S. (2015). Constructing a theoretical model of moral distress. *Nursing ethics, 22* (5), 608–615. https://doi.org/10.1177/0969733014551595

Beauchamp, T. L. & Childress, J. F. (2013). *Principles of biomedical ethics* (7. ed.). New York, NY: Oxford Univ. Press.

Bohrer, T., Koller, M., Neubert, T., Moldzio, A., Beaujean, O., Hellinger, A. et al. (2002). Wie erleben allgemeinchirurgische Patienten die Intensivstation? Ergebnisse einer prospektiven Beobachtungsstudie. *Der Chirurg; Zeitschrift für alle Gebiete der operativen Medizen, 73* (5), 443–450. https://doi.org/10.1007/s00104-002-0471-z

Boldt, J. & Schollhorn, T. (2008). Ethik und Monetik. Einfluss okonomischer Aspekte auf Entscheidungsprozesse in der Intensivmedizin. *Der Anaesthesist, 57* (11), 1075-82; quiz 1083. https://doi.org/10.1007/s00101-008-1443-6

Bullinger, M. (2014). Das Konzept der Lebensqualitat in der Medizin--Entwicklung und heutiger Stellenwert. *Zeitschrift fur Evidenz, Fortbildung und Qualität im Gesundheitswesen, 108* (2-3), 97–103. https://doi.org/10.1016/j.zefq.2014.02.006

Bundesministerium für Justiz und Verbraucherschutz. (2017). Bürgerliches Gesetzbuch. BGB. Zugriff am 15.06.2017. Verfügbar unter http://www.gesetze-im-internet.de/bundesrecht/bgb/gesamt.pdf

Corley, M. C., Elswick, R. K., Gorman, M. & Clor, T. (2001). Development and evaluation of a moral distress scale. *Journal of Advanced Nursing, 33* (2), 250–256. https://doi.org/10.1046/j.1365-2648.2001.01658.x

Corley, M. C., Minick, P., Elswick, R. K. & Jacobs, M. (2005). Nurse moral distress and ethical work environment. *Nursing ethics, 12* (4), 381–390. https://doi.org/10.1191/0969733005ne809oa

Dodek, P. M., Wong, H., Norena, M., Ayas, N., Reynolds, S. C., Keenan, S. P. et al. (2016). Moral distress in intensive care unit professionals is associated with profession, age, and years of experience. *Journal of critical care, 31* (1), 178–182. https://doi.org/10.1016/j.jcrc.2015.10.011

© Springer Fachmedien Wiesbaden GmbH, ein Teil von Springer Nature 2019
F. Graeb, *Ethische Konflikte und Moral Distress auf Intensivstationen*,
Best of Pflege, https://doi.org/10.1007/978-3-658-23597-0

Dörr, D. (2013). Lebensqualität in der Intensivmedizin. In F. Salomon (Hrsg.), *Praxisbuch Ethik in der Intensivmedizin. Konkrete Entscheidungshilfen in Grenzsituationen* (S. 79–93). Berlin: Medizinisch Wissenschaftliche Verlagsgesellschaft.

Dörries, A. (2010). Ethik im Krankenhaus. In A. Dörries, G. Neitzke, A. Simon & J. Vollmann (Hrsg.), *Klinische Ethikberatung. Ein Praxisbuch für Krankenhäuser und Einrichtungen der Altenpflege* (2. Aufl., S. 11–21). s.l.: Kohlhammer Verlag.

Dyo, M., Kalowes, P. & Devries, J. (2016). Moral distress and intention to leave. A comparison of adult and paediatric nurses by hospital setting. *Intensive & critical care nursing, 36,* 42–48. https://doi.org/10.1016/j.iccn.2016.04.003

Falco-Pegueroles, A., Lluch-Canut, T., Roldan-Merino, J., Goberna-Tricas, J. & Guardia-Olmos, J. (2015). Ethical conflict in critical care nursing. Correlation between exposure and types. *Nursing ethics, 22* (5), 594–607. https://doi.org/10.1177/0969733014549883

Friesacher, H. (2011). Pflegende und Ärzte auf der Intensivstation - eine schwierige und belastende Beziehung. *intensiv, 19* (03), 126–129. https://doi.org/10.1055/s-0031-1277105

Geng, V. (2011). „Forschung verstehen". *Krankenhaus-Hygiene + Infektionsverhütung, 33* (4), 104–105. https://doi.org/10.1016/j.khinf.2011.07.011

Görres, S., Stöver, M., Schmitt, S., Bomball, J., Stolle, C. & Mazzola, R. (2007). *Integrative Pflegeausbildung - Das Stuttgarter Modell. Evaluation des ersten Modellkurses IPA 2002-2006* (Robert Bosch Situng, Hrsg.). Bremen: Institut für Public Health und Pflegeforschung. Zugriff am 18.05.2017. Verfügbar unter http://www.bosch-stiftung.de/content/language1/downloads/IPA_Abschlussbericht_Modellkurs_2002-2006.pdf

Grundmann, R. T. (2008). Prognostizierbarkeit des Todes - Ärztliche Beurteilung oder Scores? In T. Junginger, A. Perneczky, C.-F. Vahl & C. Werner (Hrsg.), *Grenzsituationen in der Intensivmedizin. Entscheidungsgrundlagen* (S. 153–164). Berlin, Heidelberg: Springer Medizin Verlag Heidelberg.

Hylton Rushton, C., Schoonover-Shoffner, K. & Shawn Kennedy, M. (2017). A Collaborative State of the Science Initiative: Transforming Moral Distress into Moral Resilience in Nursing. *American Journal of Nursing, 117* (2), 2–6.

ICN. (2012). *ICN-Ethikkodex für Pflegende,* International Council of Nurses.

Isfort, M. & Weidner, F. (Deutsches Institut für angewandte Pflegeforschung e.V. (dip), Hrsg.). (2010). *Pflege-Thermometer 2009. Eine bundesweite Befragung von Pflegekräften zur Situation der Pflege und Patientenversorgung im Krankenhaus.* Verfügbar unter www.dip.de

Isfort, M. & Weidner, F. (2012). *Pflege Thermometer 2012: Eine bundesweite Befragung von Leitungskräften zur Situation der Pflege und Patientenversorgung auf Intensivstation im Krankenhaus.*

Isfort, M., Weidner, F., Neuhaus, A., Brühe, R., Kraus, S., Köster, V. et al. (2011). Zur Situation des Pflegepersonals in deutschen Krankenhäusern - Ergebnisse des Pflege-Thermometers 2009. *Pflege & Gesellschaft, 16* (1), 5–19.

Janssens, U., Burchardi, H., Duttge, G., Erchinger, R., Gretenkort, P., Mohr, M. et al. (2013). Therapiezielanderung und therapiebegrenzung in der intensivmedizin. Positionspapier der Sektion Ethik der Deutschen Interdisziplinaren Vereinigung fur Intensiv- und Notfallmedizin. *Der Anaesthesist, 62* (1), 47–52. https://doi.org/10.1007/s00101-012-2126-x

Junginger, T. (2008). Therapiebegrenzung und Therapieabbruch in der Intensivmedizin. In T. Junginger, A. Perneczky, C.-F. Vahl & C. Werner (Hrsg.), *Grenzsituationen in der Intensivmedizin. Entscheidungsgrundlagen* (S. 165–180). Berlin, Heidelberg: Springer Medizin Verlag Heidelberg.

Kessler, H. (2008). Burn-out bei Ärzten und Pflegekräften auf Intensivstationen. *Der Anaesthesist, 57* (5), 513–515. https://doi.org/10.1007/s00101-008-1330-1

Kleinchnecht-Dolf, M. (2015). Wie erleben Pflegefachpersonen moralischen Stress in einem Schweizer Universitätsspital? *Pflege & Gesellschaft, 20* (2), 115–132.

Kleinknecht-Dolf, M., Frei, I. A., Spichiger, E., Muller, M., Martin, J. S. & Spirig, R. (2015). Moral distress in nurses at an acute care hospital in Switzerland. Results of a pilot study. *Nursing ethics, 22* (1), 77–90. https://doi.org/10.1177/0969733014534875

Knoll, M. & Lendner, I. (2008). "...dann wird er halt operiert und es ist keine Blutgruppe da!" Interprofessionelle Kommunikation von Pflegenden einer internistischen Intensivstation. *Pflege, 21* (5), 339-351.

Kochanek, M., Boll, B., Shimabukuro-Vornhagen, A., Michels, G., Barbara, W., Hansen, D. et al. (2015). Personalbedarf einer Intensivstation unter Berucksichtigung geltender Hygienerichtlinien--Eine explorative Analyse. *Deutsche medizinische Wochenschrift (1946), 140* (14), e136-41. https://doi.org/10.1055/s-0041-102841

Kohlen, H. & Kumbruck, C. (2008). *Care-(ethik) und das Ethos fürsorglicher Praxis (Literaturstudie).* Zugriff am 09.04.2017. Verfügbar unter http://nbn-resolving.de/urn:nbn:de:0168-ssoar-219593

Kross, E. K. & Curtis, J. R. (2012). ICU clinicians' perceptions of appropriateness of care and the importance of nurse-physician collaboration. *Archives of internal medicine, 172* (11), 889–890br. https://doi.org/10.1001/archinternmed.2012.1671

Kuckartz, U., Rädiker, S., Ebert, T. & Schehl, J. (2013). *Statistik. Eine verständliche Einführung* (Lehrbuch, 2., überarbeitete Auflage). Wiesbaden: Springer VS. https://doi.org/10.1007/978-3-531-19890-3

Kumbruck & Christel. (2014). Gefährdungen des Ethos guter Pflege in Intensivstationen. *Feministische Studien* (2), 314–326.

Kurzweg, V. (2013). Bedeutung des Teamgedankens. In A. Michalsen & C. S. Hartog (Hrsg.), *End-of-Life Care in der Intensivmedizin* (S. 147–151). Berlin, Heidelberg: Springer Berlin Berlin-Heidelberg.

Leggett, J. M., Wasson, K., Sinacore, J. M. & Gamelli, R. L. (2013). A pilot study examining moral distress in nurses working in one United States burn center. *Journal of burn care & research : official publication of the American Burn Association, 34* (5), 521–528. https://doi.org/10.1097/BCR.0b013e31828c7397

Lenzner, T., Neuert, C. & Otto, W. (2014). *Kognitives Pretesting* (GESIS - Leibniz Institute for the Social Sciences, Hrsg.). https://doi.org/10.15465/sdm-sg_010

Maio, G. (2013). Ethik in der Medizin - eine praxisbezogene Einführung. In F. Salomon (Hrsg.), *Praxisbuch Ethik in der Intensivmedizin. Konkrete Entscheidungshilfen in Grenzsituationen* (S. 1–18). Berlin: Medizinisch Wissenschaftliche Verlagsgesellschaft.

Marckmann, G. & Michalsen, A. (2013). Entscheiungsfindung zur Therapiebegrenzung. In A. Michalsen & C. S. Hartog (Hrsg.), *End-of-Life Care in der Intensivmedizin* (S. 63–67). Berlin, Heidelberg: Springer Berlin Berlin-Heidelberg.

Mealer, M. & Moss, M. (2016). Moral distress in ICU nurses. *Intensive care medicine, 42* (10), 1615–1617. https://doi.org/10.1007/s00134-016-4441-1

Meltzer, L. S. & Huchabay, L. M. (2004). Critical care nurses' perceptions of futile care and its effect on burnout. *American Journal of Criticak Care, 13* (3), 202–208.

Merlani, P., Verdon, M., Businger, A., Domenighetti, G., Pargger, H. & Ricou, B. (2011). Burnout in ICU caregivers. A multicenter study of factors associated to centers. *American journal of respiratory and critical care medicine, 184* (10), 1140–1146. https://doi.org/10.1164/rccm.201101-0068OC

Meyer-Zehnder, B., Barandun Schafer, U., Albisser Schleger, H., Reiter-Theil, S. & Pargger, H. (2014). Ethische Fallbesprechungen auf der Intensivstation. Vom Versuch zur Routine. *Der Anaesthesist, 63* (6), 477–487. https://doi.org/10.1007/s00101-014-2331-x

Möhrer, O. (2013). Quality of Life in der Intensivmedizin. In A. Michalsen & C. S. Hartog (Hrsg.), *End-of-Life Care in der Intensivmedizin* (S. 109–113). Berlin, Heidelberg: Springer Berlin Berlin-Heidelberg.

Monteverde, S. (2012). Das Umfeld pflegeethischer Reflexion. In S. Monteverde, S. Käppeli & V. Büchler-Tschudin (Hrsg.), *Handbuch Pflegeethik. Ethisch denken und handeln in den Praxisfeldern der Pflege* (Pflegepraxis, 1. Aufl., S. 19–41). Stuttgart: Kohlhammer.

Monteverde, S. (2013). Pflegeethik und die Sorge um den Zugang zir Pflege. *Pflege, 26* (4), 271–280.

Neitzke, G. (2011). Ethische Konflikte im Klinikalltag - Ergebnisse einer empirischen Studie. In R. Stutzki, K. Ohnsorge & S. Reiter-Theil (Hrsg.), *Ethikkonsultation heute. Vom Modell zur Praxis.* (1. Aufl., S. 59–80). LIT Wien, Zürich, Berlin, Münster.

Neitzke, G., Buchardi, H., Duttge, G., Hartog, C., Erchinger, Renate et al. (2017). Grenzen der Sinnhaftigkeit von Intensivmedizin. *Medizinrecht, 35* (5), 364–369. https://doi.org/10.1007/s00350-017-4596-y

Nydahl, P., Dewes, M., Dubb, R., Filipovic, S., Hermes, C., Juttner, F. et al. (2016). Fruhmobilisierung. Zustandigkeiten, Verantwortungen, Meilensteine. *Medizinische Klinik, Intensivmedizin und Notfallmedizin, 111* (2), 153–159. https://doi.org/10.1007/s00063-015-0073-4

Nydahl, P., Dubb, R. & Kaltwasser, A. (2017). Wegen Personalmangel geschlossen. Bettensperrungen im Intensivbereich. *Die Schwester Der Pfleger, 56* (1), 88–92.

Olbrich, C. (2009). Kompetenztheoretisches Modell der Pflegedidaktik. In I. Darmann-Finck, U. Greb, S. Muths, U. Oelke & C. Olbrich (Hrsg.), *Modelle der Pflegedidaktik* (1. Aufl., S. 63–85). s.l.: Urban Fischer Verlag - Nachschlagewerke.

Pfeffer, S. (2008). Rolle der Pflegenden. In T. Junginger, A. Perneczky, C.-F. Vahl & C. Werner (Hrsg.), *Grenzsituationen in der Intensivmedizin. Entscheidungsgrundlagen* (S. 193–198). Berlin, Heidelberg: Springer Medizin Verlag Heidelberg.

Quintel, M. (2013). Ziele und Aufgaben der Intensivmedizin. In F. Salomon (Hrsg.), *Praxisbuch Ethik in der Intensivmedizin. Konkrete Entscheidungshilfen in Grenzsituationen* (S. 19–28). Berlin: Medizinisch Wissenschaftliche Verlagsgesellschaft.

Rabe, M. (2013). Ethische Reflexion und Entscheidungsfindung in der intensivmedizinischen Praxis. In F. Salomon (Hrsg.), *Praxisbuch Ethik in der Intensivmedizin. Konkrete Entscheidungshilfen in Grenzsituationen* (S. 29–40). Berlin: Medizinisch Wissenschaftliche Verlagsgesellschaft.

Rathert, C., May, D. R. & Chung, H. S. (2016). Nurse moral distress. A survey identifying predictors and potential interventions. *International journal of nursing studies, 53,* 39–49. https://doi.org/10.1016/j.ijnurstu.2015.10.007

Rester, C., Grebe, C., Bauermann, E., Pankofer, R. & Bleyer, B. (2017). Klinische Ethikberatung und subjektive Belastungen von Mitarbeitern in der unmittelbaren Patientenversorgung. *HeilberufeScience, 8* (1), 3–9. https://doi.org/10.1007/s16024-016-0290-7

Riedel, A. (2013). Ethische Reflexion und Entscheidungsfindung im professionellen Pflegehandeln realisieren. *Ethik in der Medizin, 25* (1), 1–4. https://doi.org/10.1007/s00481-012-0236-2

Salloch, S., Ritter, P., Wäscher, S., Vollmann, J. & Schildmann, J. (2016). Was ist ein ethisches Problem und wie finde ich es? Theoretische, methodologische und forschungspraktische Fragen der Identifikation ethischer Probleme am Beispiel einer empirisch-ethischen Interventionsstudie. *Ethik in der Medizin, 28* (4), 267–281. https://doi.org/10.1007/s00481-016-0384-x

Salomon, F. (2013). Das Menschenbild als Entscheidungshintergrund intensivmedizinischen Handelns. In F. Salomon (Hrsg.), *Praxisbuch Ethik in der Intensivmedizin. Konkrete Entscheidungshilfen in Grenzsituationen* (S. 67–78). Berlin: Medizinisch Wissenschaftliche Verlagsgesellschaft.

Salomon, F. & Ziegler, A. (2007). Moral und Abhängigkeit. *Ethik in der Medizin, 19* (3), 174–186. https://doi.org/10.1007/s00481-007-0499-1

Sauer, T. (2011). Zur Perspektivität der Wahrnehmung von Pflegenden und Ärzten. Empirische Daten und theoretische Überlegungen zur klinischen Ethik in einer Universitätsklinik. Dissertation zur Erlangung des Doktorgrades der theoretischen Medizin. Johann Wolfgang von Goethe Universität Frankfurt am Main.

Sauer, T. (2015). Zur Perspektivität der Wahrnehmung von Pflegenden und Ärzten bei ethischen Fragestellungen. *Ethik in der Medizin, 27* (2), 123–140. https://doi.org/10.1007/s00481-014-0291-y

Schaeffer, D. & Ewers, M. (2013). Versorgung am Lebensende in Gesellschaften des langen Lebens. *Pflege & Gesellschaft, 18* (2), 153–168.

Schaider, A., Borasio, G. D., Marckmann, G. & Jox, R. J. (2015). Ermittlung des mutmaßlichen Patientenwillens. Eine Interviewstudie mit Klinikern. *Ethik in der Medizin, 27* (2), 107–121. https://doi.org/10.1007/s00481-013-0285-1

Schara, J. (2008). Das Erleben der Intensivmedizin. In T. Junginger, A. Perneczky, C.-F. Vahl & C. Werner (Hrsg.), *Grenzsituationen in der Intensivmedizin. Entscheidungsgrundlagen* (S. 17–22). Berlin, Heidelberg: Springer Medizin Verlag Heidelberg.

Schmitz, D., Marx, G. & Groß, D. (2013). Intensivmedizin und demographische Entwicklung. In A. Michalsen & C. S. Hartog (Hrsg.), *End-of-Life Care in der Intensivmedizin* (S. 19–23). Berlin, Heidelberg: Springer Berlin Berlin-Heidelberg.

Schwerdt, R. (2012). Advanced Nursing Practise: Pflegeethische Implikationen anhand eines Fallbeispiels. In S. Monteverde, S. Käppeli & V. Büchler-Tschudin (Hrsg.), *Handbuch Pflegeethik. Ethisch denken und handeln in den Praxisfeldern der Pflege* (Pflegepraxis, 1. Aufl., S. 42–57). Stuttgart: Kohlhammer.

Simon, A. (2011). Alte Patienten in der Intensivmedizin. *Intensivmedizin und Notfallmedizin, 48* (6), 498–502. https://doi.org/10.1007/s00390-011-0253-2

Simon, A. & Neitzke, G. (2010). Medizinethische Aspekte der Klinischen Ethikberatung. In A. Dörries, G. Neitzke, A. Simon & J. Vollmann (Hrsg.), *Klinische Ethikberatung. Ein Praxisbuch für Krankenhäuser und Einrichtungen der Altenpflege* (2. Aufl., S. 22–38). s.l.: Kohlhammer Verlag.

Statistisches Bundesamt. (2011). *Grunddaten der Krankenhäuser 2010 - Fachserie 12 Reihe 6.1.1,* Statistisches Bundesamt. Zugriff am 25.05.2017. Verfügbar unter https://www.destatis.de/GPStatistik/servlets/MCRFileNodeServlet/DEHeft_derivate_00010402/2120611107004.pdf;jsessionid=E38CF46ED91921B5772B18F04208973D

Statistisches Bundesamt. (2016). *Grunddaten der Krankenhäuser - Fachserie 12 Reihe 6.1.1 - 2015*, Statistisches Bundesamt. Zugriff am 14.04.2017. Verfügbar unter https://www.destatis.de/DE/ Publikationen/Thematisch/Gesundheit/Krankenhaeuser/GrunddatenKrankenhaeu-ser2120611157004.pdf?__blob=publicationFile

Strunk, H., Blanck-Köster, K., Gaidys, U., Stolecki, D., Busch, J., Ullrich, L. et al. (Deutsche Gesell-schaft für Fachkrankenpflege und Funktionsdienste e.V., Hrsg.). (2014). *Ethische Prinzipien der Intensivpflegenden. Ethik-Kodex*, Deutsche Gesellschaft für Fachkrankenpflege und Funktions-dienste e.V. Zugriff am 20.04.2017. Verfügbar unter http://www.dgf-online.de/wp-content/ uploads/DGF-Ethik-Kodex_2014.pdf

Tanner, S., Albisser Schleger, H., Meyer-Zehnder, B., Schnurrer, V., Reiter-Theil, S. & Pargger, H. (2014). Klinische Alltagsethik - Unterstutzung im Umgang mit moralischem Disstress? Evalua-tion eines ethischen Entscheidungsfindungsmodells fur interprofessionelle klinische Teams. *Medizinische Klinik, Intensivmedizin und Notfallmedizin, 109* (5), 354–363. https://doi.org/10.1007/s00063-013-0327-y

Tarlier, D. S. (2004). Beyond caring: the moral and ethical bases of responsove nurse-patient rela-tionships. *Nursing philosophy* (5), 230–241.

Veer, A. J. E. de, Francke, A. L., Struijs, A. & Willems, D. L. (2013). Determinants of moral distress in daily nursing practice. A cross sectional correlational questionnaire survey. *International journal of nursing studies, 50* (1), 100–108. https://doi.org/10.1016/j.ijnurstu.2012.08.017

Weidlich, M., Schmitt, R., Peter, W., Kühn, I., Kaltwasser, A., Green, R. et al. (Deutsche Gesell-schaft für Fachkrankenpflege und Funktionsdienste e.V., Hrsg.). (2015). *Empfehlung zur quali-tativen und quantitaven Pflegepersonalbesetzung von Intensivstationen*, Deutsche Gesellschaft für Fachkrankenpflege und Funktionsdienste e.V. Zugriff am 20.04.2017. Verfügbar unter http://www.dgf-online.de/empfehlung-zur-qualitativen-und-quantitativen-pflegepersonalbe-setzung-von-intensivstationen/

Wettreck, R. (2001). *"Am Bett ist alles anders" - Perspektiven professioneller Pflegeethik* (Ethik in der Praxis Kontroversen, Bd. 6). Münster: Lit.

Whitehead, P. B., Herbertson, R. K., Hamric, A. B., Epstein, E. G. & Fisher, J. M. (2015). Moral dis-tress among healthcare professionals. Report of an institution-wide survey. *Journal of nursing scholarship : an official publication of Sigma Theta Tau International Honor Society of Nursing, 47* (2), 117–125. https://doi.org/10.1111/jnu.12115

Winkler, E. C. (2013). Die institutionelle moralische Verantwortung der Klinik. In F. Salomon (Hrsg.), *Praxisbuch Ethik in der Intensivmedizin. Konkrete Entscheidungshilfen in Grenzsituatio-nen* (S. 123–130). Berlin: Medizinisch Wissenschaftliche Verlagsgesellschaft.

Wocial, L. D. & Weaver, M. T. (2013). Development and psychometric testing of a new tool for detecting moral distress. The Moral Distress Thermometer. *Journal of advanced nursing, 69* (1), 167–174. https://doi.org/10.1111/j.1365-2648.2012.06036.x

Wöhlke, S. & Wiesemann, C. (2016). Moral Distress im Pflegealltag und seine Bedeutung für die Implementierung von Advance Care Planning. *Pflegewissenschaft, 18* (5/6), 280–287.

Anhang

Inhaltsverzeichnis

© Springer Fachmedien Wiesbaden GmbH, ein Teil von Springer Nature 2019
F. Graeb, *Ethische Konflikte und Moral Distress auf Intensivstationen*,
Best of Pflege, https://doi.org/10.1007/978-3-658-23597-0

Anschreiben Kliniken

Fabian Graeb   Telefon:
Straße   E-Mail:
PLZ, Ort

Klinikum XY
                                                              Waiblingen, .2017

Befragung Pflegekräfte der Intensivstation im Rahmen einer Masterarbeit

Sehr geehrte ...., sehr geehrte Damen und Herren,

ich bin momentan Student im Masterstudiengang Pflegewissenschaft an der Hochschule
Esslingen, an der ich zuvor bereits den Bachelorstudiengang Pflegepädagogik erfolgreich
abgeschlossen habe. Für das aktuelle Semester steht die Erstellung der Masterarbeit an,
für die ich eine Befragung der Pflegenden im Intensivmedizinischen Bereich geplant habe.
Nun wollte ich Sie fragen, ob es grundsätzlich möglich wäre an Ihrer Klinik die entsprechenden Mitarbeiter mithilfe eines anonymisierten Fragebogen zu befragen?

Ziel der Forschungsarbeit ist das Erfassen von ethisch-moralischen Konflikten speziell im
Intensivmedizinischen Bereich, deren Ausmaß, sowie die hierdurch ausgelösten subjektiven Belastungen für die Pflegenden. Ferner soll erforscht werden inwiefern die Faktoren
ethische Kompetenz, Arbeitsbedingungen, Arbeits-/Berufszufriedenheit und persönliche
Hintergründe, wie beispielsweise Berufserfahrung oder Bildung die Wahrnehmung dieser
Konflikte beeinflussen. Das Forschungsdesign ist als quantitative Befragung geplant, daher wäre es wichtig möglichst viele Mitarbeiter für diese Befragung zu rekrutieren. Die Erhebung ist für den Mai 2017 geplant und das Ausfüllen eines Fragebogens wird etwa 15
bis 20 Minuten beanspruchen.

Selbstverständlich werden alle Daten doppelt anonym erhoben und ausgewertet. Das
heißt, es werden weder Rückschlüsse auf die einzelne befragte Person, noch auf die In-

stitution möglich sein. Die Namen der teilnehmenden Kliniken werden daher nicht veröffentlicht. Nach Fertigstellung der Arbeit werde ich Ihnen diese bei Interesse gerne zur Verfügung stellen. Des Weiteren könnte ich Ihnen als Gegenleistung für Ihre Unterstützung bei meinem Forschungsprojekt eine kostenlose Fortbildung für Ihre Mitarbeiter zum Themenbereich Ethik in der Intensivmedizinischen Versorgung anbieten.

Gerne würde ich Ihnen meine Ideen und Planungen bei einem persönlichen Gespräch vorstellen, um Sie davon zu überzeugen.

Über eine positive Antwort und Unterstützung würde ich mich sehr freuen und verbleibe bis dahin mit freundlichen Grüßen,

Fabian Graeb

Informationsschreiben Station

Forschungsprojekt: Befragung von Pflegekräften der Intensivstationen im Raum Stuttgart im Rahmen einer Masterarbeit (Studiengang Pflegewissenschaft)

Ansprechpartner: Fabian Graeb (Student Hochschule Esslingen)

E-Mail:

Telefon:

Hintergrund

Grundsätzlich sind Pflegerische Tätigkeiten als Tätigkeiten in einem moralisch-ethischen Spannungsfeld zu betrachten. Die besondere Verletzlichkeit der PatientInnen, die auch häufig von der angebotenen pflegerischen Unterstützung abhängig sind, sowie die ausgeprägte Nähe der Pflegekräfte zu diesen PatientInnen führt zu einer großen moralisch-ethischen Verantwortung im Berufsalltag. (u.a. Monteverde 2013, S. 272; Wettreck 2001, S. 30-31) So versteht sich die Pflege grundsätzlich als eine Berufsgruppe, die es sich selbst zum Ziel setzt, im ethischen Sinne gut oder richtig zu handeln. Tatsächlich wird Pflegenden auch von anderen Berufsgruppen eine hohe Sensibilität für ethische Aspekte der pflegerisch-medizinischen Versorgung zugeordnet (Neitzke 2011, S. 65; Wettreck 2001, S. 243; Bohrer et al 2002, S. 448). Gleichzeitig konnte bereits in Befragungen festgestellt werden, dass Pflegende häufig eine etwas andere Sichtweise auf ethisch-moralische Konflikte haben als andere Berufsgruppen und diese Konflikte auch grundsätzlich häufiger wahrnehmen (Neitzke 2011, S. 62-73; Sauer 2014 S. 124-131).

Unter einem ethischen oder ethisch-moralischem Konflikt wird für gewöhnlich ein ungutes Gefühl beschrieben, das entsteht, wenn sich zwei oder mehrere Werte gegenüberstehen. Dies kann als intrapersoneller Konflikt auftreten, das heißt Ihnen ist es nicht möglich entsprechend Ihren persönlichen moralischen Überzeugungen zu arbeiten. Oder als interpersoneller Konflikt, das heißt Ihre persönlichen Werte und Überzeugungen geraten mit denen von Dritten in Konflikt, beispielsweise von Kolleginnen, Kollegen, Vorgesetzte oder Vertreter anderer Berufsgruppen. Diese Konflikte treten im modernen Gesundheitswesen immer häufiger zu Tage. Grund hierfür ist eine Kombination aus drei wesentlichen Faktoren. Zum einen wären da die Folgen der Hightech-Medizin und modernste Therapiemöglichkeiten, die die Frage nach Leben und Tod regelrecht durcheinanderwirbeln. Zweitens kommen die

Autonomiebestrebungen der PatientInnen hinzu, was bedeutet, dass sich diese zunehmend ein echtes Mitbestimmungsrecht hinsichtlich der verordneten Therapie einfordern.

Als dritter Faktor kann der zunehmende Kostendruck im Gesundheitswesen betrachtet werden. Diese drei Faktoren stehen sich häufig regelrecht unvereinbar gegenüber und bieten
ein großes Konfliktpotential (u.a. Neitzke 2011, S. 59-60). Im Intensivmedizinischen Bereich
kumulieren all diese Faktoren naturgemäß. Therapieentscheidungen mit maximaler Tragweite, teure Hightech-Medizin, die Frage nach dem Willen des Patienten, begrenzte Bettenzahl, also begrenzte Ressourcen und im besonderen Maße abhängige, vulnerable PatientInnen treffen aufeinander, was den Intensivmedizinischen Bereich zu einem stark belastenden Arbeitsfeld machen kann. (u.a. Dodek 2014, Mealer 2016)

Ziel der Forschungsarbeit

Die Erforschung von ethisch-moralischen Konflikten im Intensivmedizinischen Bereich, wie
die Pflegekräfte diese wahrnehmen und welche Faktoren damit möglicherweise zusammenhängen.

Vorgehen und Hinweise zum Datenschutz

➢ Verteilung eines Fragebogens an alle MitarbeiterInnen der Intensivstation (voraus-
  sichtlich Mai). Voraussetzung für die Teilnahme ist eine dreijährige abgeschlossene
  Pflegeausbildung. Welche genau, wann und wo ist unerheblich.
➢ Ausfüllen des Fragebogens binnen zwei Wochen und Einwurf in einen auf der Station aufgestellten Kasten. Die ausgefüllten Bögen werden aus allen teilnehmenden
  Kliniken eingesammelt, in eine Auswertungssoftware (SPSS) eingegeben und anhand verschiedener Rechenoperationen statistisch ausgewertet.
➢ Die Fragebögen werden erst ausgewertet, wenn die Befragungen an allen Kliniken
  abgeschlossen sind. Anschließend werden diese durchmischt, zufällig einzeln gezogen und ausgewertet. Damit sind diese auch für den Forscher keiner Klinik mehr
  zuordenbar.
➢ Es wird ein Gewinnspiel geben. Hierfür wird den Fragebögen ein loser Zettel beigelegt, der separat eingeworfen werden kann, so dass die Kontaktdaten nicht dem
  Bogen zugeordnet werden können.
➢ Die Teilnahme ist natürlich freiwillig, jeder kann, niemand muss. Es entstehen keinerlei Nachteile aus einer Nichtteilnahme. Die Daten werden anonymisiert und

nichts davon an Dritte oder die Klinik weitergegeben. Zugriff und Einsicht in die Fragebögen wird ausschließlich der oben genannte Forscher haben.

> Rückschlüsse auf einzelne Personen sind unmöglich. Weder die Teilnehmer, noch die teilnehmenden Kliniken werden in der Abschlussarbeit genannt werden. Nur die Gesamtergebnisse aller Teilnehmer werden anonym veröffentlicht.

> Nach Abschluss der Arbeit werden die Fragebögen vernichtet.

> Nach Ziehung der GewinnerInnen des Gewinnspiels werden diese benachrichtigt und diese Daten ebenso in den Aktenvernichter gegeben.

> Nach Abgabe der Arbeit, kann jede/r TeilnehmerIn diese auch erhalten. Hierfür einfach unter den oben genannten Kontaktdaten anfragen.

Ich bedanke mich schon einmal ganz herzlich für Ihre Unterstützung. Ohne Ihre Hilfe und Vertrauen wäre diese Arbeit völlig unmöglich!

Literatur

Bohrer, T.; Koller, M.; Neubert, T.; Moldzio, A.; Beaujean, O.; Hellinger, A. et al.: Wie erleben allgemeinchirurgische Patienten die Intensivstation? Ergebnisse einer prospektiven Beobachtungsstudie. In: Chirurg 73, Nr. 5 (2002), S. 443–450.

Dodek, Peter M.; Wong, Hubert; Norena, Monica; Ayas, Najib; Reynolds, Steven C.; Keenan (2014): Moral distress in intensive care unit professionals is associated with profession, age, and years of experience. In Journal of critical care Nr. 1 (2014), S. 178-182.

Kessler, H.: Burn-out bei Ärzten und Pflegekräften auf Intensivstationen. In: Anaesthesist 57, Nr. 5 (2008), S. 513–515.

Mealer, Meredith; Moss, Marc (2016): Moral distress in ICU nurses. In Intensive Care Medicine, Nr. 10; 1615-1617.

Monteverde, Settimio: Pflegeethik und die Sorge um den Zugang zu Pflege. In: Pflege 26, Nr. 4 (2013), S. 271–280.

Neitzke, Gerald: Ethische Konflikte im Klinikalltag - Ergebnisse einer empirischen Studie. In: Ralf Stutzki, Kathrin Ohnsorge und Stella Reiter-Theil (Hg.): Ethikkonsultation heute. Vom Modell zur Praxis. Wien, Zürich, Berlin, Münster: Lit (Ethik in der Praxis : [...], Studien, Bd. 25) (2011), S. 59–80.

Sauer, Timo: Zur Perspektivität der Wahrnehmung von Pflegenden und Ärzten bei ethischen Fragestellungen. In: Ethik Med 27, Nr. 2 (2014b), S. 123–140.

Wettreck, Rainer: "Am Bett ist alles anders". Perspektiven professioneller Pflegeethik. Münster: Lit (Ethik in der Praxis. Kontroversen Practical ethics. Controversies, Bd. 6) (2001).

Fragebogen

Wahrnehmung ethischer Konflikte im Intensivmedizinischen Bereich

---

Sehr geehrte Damen und Herren,

im Rahmen meiner Masterarbeit soll mit diesem Fragebogen erforscht werden, wie Sie, als Pflegekräfte häufig auftretende schwierige Situationen und Konflikte im Intensivbereich erleben. Es werden Fragen zu Erlebnissen, Vorfällen, die allgemeinen Arbeitsbedingungen, Ihre ganz persönlichen Überzeugungen und ethischen Konfliktentscheidungen gestellt. Ich würde Sie bitten all diese Fragen nach bestem Wissen und Gewissen zu beantworten, damit diese Forschungsarbeit auch zu einem brauchbaren Ergebnis führen kann.

Den ausgefüllten Fragebogen bitte in das beigelegte Kuvert stecken und in die aufgestellte Box einwerfen. Den beigelegten Bogen für das Gewinnspiel bitte ebenso ausfüllen und separat in die Box einwerfen. Die Gewinner des Gewinnspiels werden im August benachrichtigt.

Ich versichere Ihnen, dass die Fragebögen vollständig anonym ausgewertet werden. Nur ich alleine werde Zugriff auf diese haben und Ihr Arbeitgeber oder andere werden keine einzelnen Ergebnisse zur Verfügung gestellt bekommen. Die Daten werden statistisch ausgewertet und nur als Gesamtergebnis veröffentlicht. Ein Rückschluss auf die Angaben einzelner Personen oder die betroffenen Kliniken wird somit unmöglich.

Ich danke Ihnen vielmals für Ihre Mitarbeit und die geopferte Zeit.

Ansprechpartner: Fabian Graeb (Student Hochschule Esslingen)
E-Mail:
Telefon:

Bitte Vorder- und Rückseite ausfüllen!

Die Fragen beziehen sich grundsätzlich auf die Station, auf der Sie momentan tätig sind.

Fragen zum Arbeitsalltag

Zunächst würde mich interessieren, wie sich Ihr Arbeitsalltag für gewöhnlich darstellt und wie es Ihnen ganz persönlich damit ergeht. Sowohl die Arbeitsbedingungen, wie auch bestimmte Situationen können von Klinik zu Klinik, teilweise auch im selben Haus oder von Tag zu Tag sehr unterschiedlich sein. Denken Sie daher bitte an einen "typischen", durchschnittlichen Arbeitstag.

1. Ihre Station versorgt überwiegend Patienten aus: (5)

☐ Innerer Medizin
☐ Chirurgie
☐ Innerer Medizin und Chirurgie (interdisziplinär)
☐ Andere: _____

2. Für wie viele Patienten sind Sie **im Schnitt** zuständig? (1)

	1	2	3	4	Mehr als 4
Frühdienst	☐	☐	☐	☐	☐
Spätdienst	☐	☐	☐	☐	☐
Nachtdienst	☐	☐	☐	☐	☐

3. Wie würden Sie Ihre persönliche Arbeitsbelastung einschätzen? (3)

☐ sehr hoch
☐ eher hoch
☐ mäßig
☐ eher gering

4. Wie sind Sie mit Ihren Arbeitsbedingungen **insgesamt** zufrieden? (3)

☐ völlig zufrieden
☐ eher zufrieden
☐ eher unzufrieden
☐ völlig unzufrieden

5. Wie würden Sie folgende Aussagen bewerten? (1), (5), (6)

	Trifft voll zu	Trifft e- her zu	Trifft e- her nicht zu	Trifft gar nicht zu
Für gewöhnlich sind in jeder Schicht ausreichend examinierte Pflegende eingeteilt, um eine sichere Patientenversorgung zu gewährleisten (1)	☐	☐	☐	☐
Es findet eine qualitativ gute pflegerische Versorgung statt (1)	☐	☐	☐	☐
Pausenzeiten können **im Normalfall** eingehalten werden (1)	☐	☐	☐	☐
Eine Unterbrechung der Pause ist nur selten erforderlich (1)	☐	☐	☐	☐
Aufgrund anhaltend angespannter Personalsituation findet eine Reduktion der Versorgung auf medizinische Kernbereiche statt (Sicherstellung vitaler Funktionen, Therapiefortführung, Medikation) (1)	☐	☐	☐	☐
es existieren klare Absprachen welche Maßnahmen der Patientenversorgung bei Überlastung/ Unterbesetzung des Pflegepersonals zunächst nicht durchgeführt werden sollen (1)	☐	☐	☐	☐
Patientengefährdungen aufgrund unzureichender Personalausstattung werden vermieden, indem frühzeitig Bettplätze abgemeldet werden (1)	☐	☐	☐	☐
Patientengefährdungen können nur auftreten, wenn infolge einer Katastrophe/ Großunfalls zeitgleich viele Patienten aufgenommen werden müssten (1)	☐	☐	☐	☐
Die Station ist ausreichend ausgestattet, um einen ausreichenden Schutz der Intimsphäre zu ermöglichen (6)	☐	☐	☐	☐
Im Normalfall können die Grundbedürfnisse der PatientInnen erfüllt werden	☐	☐	☐	☐
Bedenken, ein ungutes Gefühl bei Therapieentscheidungen können geäußert werden, werden ernst genommen (5)	☐	☐	☐	☐
Eine persönliche Weiterentwicklung ist hier möglich, eigene Ideen können eingebracht werden (6)	☐	☐	☐	☐
Die Klinik/ das Unternehmen vermittelt klare ethische Orientierung und Entscheidungshilfen (5)	☐	☐	☐	☐
Alles in allem werden die PatientInnen auf der Station gut versorgt (5)	☐	☐	☐	☐

6. Würden Sie sagen, dass die pflegerische Einschätzung bei allgemeinen Therapieentscheidungen, beispielsweise dem Weaning, Berücksichtigung findet? (5)

   ☐ stimme völlig zu
   ☐ stimme eher zu
   ☐ stimme eher nicht zu
   ☐ stimme überhaupt nicht zu

7. Würden Sie sagen, dass die pflegerische Einschätzung bei Entscheidungen zur Therapiefortsetzung oder Beendigung grundsätzlich Berücksichtigung findet? (5)

   ☐ stimme völlig zu
   ☐ stimme eher zu
   ☐ stimme eher nicht zu
   ☐ stimme überhaupt nicht zu

8. Wie würden Sie die Zusammenarbeit auf Ihrer Station bewerten? (2)

	als sehr gut	gut	ausreichend	schlecht
Innerhalb des pflegerischen Teams	☐	☐	☐	☐
Mit dem ärztlichen Team	☐	☐	☐	☐
Mit anderen Berufsgruppen	☐	☐	☐	☐

9. Haben Sie im letzten halben Jahr darüber nachgedacht die Stelle zu wechseln? (5)

   ☐ täglich
   ☐ mindestens wöchentlich
   ☐ mindestens monatlich
   ☐ sehr selten
   ☐ nie

10. Haben Sie im letzten halben Jahr darüber nachgedacht den Beruf zu wech-
     seln? (5)

     ☐   täglich
     ☐   mindestens wöchentlich
     ☐   mindestens monatlich
     ☐   sehr selten
     ☐   nie

11. Haben Sie schon einmal Ihre Arbeitsstelle gewechselt? (5)

     ☐ ja, einmal   ☐ ja, mehrmals   ☐ nein

12. Wenn Sie die Arbeitsstelle mindestens einmal gewechselt haben, was waren
     die Gründe? (Mehrfachnennungen möglich) (5)

     ☐   private Gründe, wie z.B. Umzug
     ☐   Konflikte im Team, Vorgesetzte und/ oder Ärztlichem Team
     ☐   allgemeine Arbeitsbedingungen
     ☐   zu wenig Zeit für PatientInnen
     ☐   das Gefühl, aufgrund der Bedingungen PatientInnen zu gefährden
     ☐   PatientInnen nicht so versorgen zu können, wie Sie es selbst für
     richtig hielten
     ☐   Möglichkeit zur persönlichen Weiterentwicklung
     ☐   Andere

Wahrnehmung ethischer Konflikte im Klinikalltag

Unter einem ethischen oder ethisch-moralischen Konflikt wird für gewöhnlich ein ungutes Gefühl beschrieben, das entsteht, wenn sich zwei oder mehrere Werte gegenüberstehen. Dies kann als intrapersoneller Konflikt auftreten, das heißt Ihnen ist es nicht möglich entsprechend Ihren persönlichen moralischen Überzeugungen zu arbeiten. Oder als interpersoneller Konflikt. Das heißt Ihre persönlichen Werte und Überzeugungen geraten mit denen von dritten in Konflikt, beispielsweise von Kolleginnen, Kollegen, Vorgesetzte oder Vertreter anderer Berufsgruppen.

13.   Wie oft erleben Sie folgende Formen ethischer Konflikte im Allgemeinen? (3)

	eher täglich	eher wöchentlich	eher monatlich	seltener	gar nicht
Sie können eigene Werte und die tägliche Arbeitspraxis nicht vereinbaren	☐	☐	☐	☐	☐
Ihre Werte und die Werte Anderer lassen sich nicht vereinbaren	☐	☐	☐	☐	☐

14.   Wie stark belasten Sie folgende Formen ethischer Konflikte im Allgemeinen? (3)

	sehr stark	stark	mäßig	gar nicht
Sie können eigene Werte und die tägliche Arbeitspraxis nicht vereinbaren	☐	☐	☐	☐
Ihre Werte und die Werte Anderer lassen sich nicht vereinbaren	☐	☐	☐	☐

15.   Was sind Ihrer Meinung nach die Ursachen für diese Konflikte? (3)

	Sehr häufig	Eher häufig	Eher Selten	Sehr selten	nie
Zeit, bzw. Personalmangel	☐	☐	☐	☐	☐
Mangelnde Sensibilität gegenüber PatientIn	☐	☐	☐	☐	☐
Unklare Verfahren der Entscheidungsfindung	☐	☐	☐	☐	☐
Kommunikationsprobleme mit PatientIn	☐	☐	☐	☐	☐
Kommunikationsprobleme mit Angehörigen, Betreuern o.ä.	☐	☐	☐	☐	☐
Kommunikationsprobleme mit KollegInnen	☐	☐	☐	☐	☐
Kommunikationsprobleme mit ÄrztInnen	☐	☐	☐	☐	☐
ÄrztInnen haben eine andere Sichtweise auf das ethische Problem	☐	☐	☐	☐	☐

KollegInnen haben eine andere Sichtweise auf das ethische Problem	□	□	□	□	□
Hierarchische Strukturen	□	□	□	□	□
Mangelnde Ausstattung der Station oder bauliche Mängel	□	□	□	□	□

16.   Wie häufig erleben Sie folgende Ursachen für ethische Konflikte? (3)

	Sehr häufig	Eher häufig	Eher Selten	Sehr selten	nie
Unzureichende Patientenaufklärung	□	□	□	□	□
Wahrung der Menschenwürde	□	□	□	□	□
Verteilung knapper Mittel	□	□	□	□	□
Wahrung der Patienten-selbstbestimmung	□	□	□	□	□
Unzureichende Aufklärung von Betreuern, Bevollmächtigten oder Angehörigen	□	□	□	□	□
fragwürdige Lebensverlängerung	□	□	□	□	□
Akzeptanz/ Auslegung von Patientenverfügungen	□	□	□	□	□
selbstbestimmtes Sterben	□	□	□	□	□
"sinnlos" erscheinendes Leiden	□	□	□	□	□
inkonsequente Therapieentscheidungen	□	□	□	□	□
nicht helfen können	□	□	□	□	□
überzogene/ zu hohe Ansprüche von Patienten- und Angehörigen	□	□	□	□	□
Zwangsmaßnahmen und Fixierung	□	□	□	□	□
Unzureichender Schutz der Privat- und Intimsphäre	□	□	□	□	□
Schwangerschaftsabbruch	□	□	□	□	□

17.   Wie würden Sie die ethische Kompetenz folgender Personen einschätzen? (5)

	Sehr hoch	hoch	mäßig	niedrig
bei Ihnen selbst	□	□	□	□
bei Ihren KollegInnen	□	□	□	□
bei Ihren ärztlichen KollegInnen (StationsärztInnen)	□	□	□	□

bei den verantwortlichen OberärztInnen	☐	☐	☐	☐

18. Welche Wirkung haben ethische Konflikte Ihrer Meinung nach? (3)

	stimmt völlig	stimmt e-her	stimmt eher nicht	stimmt nicht
die Qualität meiner Arbeit leidet darunter	☐	☐	☐	☐
die Qualität der Arbeit meiner KollegInnen leidet darunter	☐	☐	☐	☐
meine Arbeitszufriedenheit wird schlechter	☐	☐	☐	☐

19. Alles in allem, wie stark haben **in den letzten zwei Wochen** ethische Konflikte Ihre tägliche Arbeit belastet? (4)

    0   1   2   3   4   5   6   7   8   9   10

gar nicht ◯ ◯ ◯ ◯ ◯ ◯ ◯ ◯ ◯ ◯ ◯   maximale Belastung

20. Welche Unterstützungsmöglichkeiten würden Sie sich wünschen? (Mehrfachnennungen möglich) (3) (6)

    ☐   konkrete Fortbildungsangebote zum Thema ethische Konflikte
    ☐   regelmäßige ethische Fallbesprechungen
    ☐   Ethikberatung für das Team
    ☐   Andere:
    _____

    ☐   keine notwendig

Statistische Angaben zur Person

21.   Bitte geben Sie Ihr Geschlecht an: (1)

☐ weiblich   ☐ männlich

22.   Bitte nennen Sie Ihr Alter: (1)

☐ bis 30 Jahre   ☐ 31-40 Jahre   ☐ 41-50 Jahre   ☐ älter als 50
Jahre

23.   Bitte nennen Sie Ihren **höchsten** Schulabschluss: (5)

☐ Volkschule, Hauptschule oder vergleichbares
☐ Mittlere Reife (Realschule/ Werksrealschule) oder vergleichbares
☐ Fachgebundene Hochschulreife, allgemeine Hochschulreife oder vergleich-
bares
☐ abgeschlossenes Studium (Diplom, Bachelor, Master)
☐ Anderes: _____

24.   Wie lange sind Sie nun schon in der Pflege tätig (ohne Ausbildung)? (5)

☐ 0-5   ☐ >5-10   ☐ >10-20   ☐ >20-30   ☐ >30 Jahre

25.   Wie waren Sie bislang überwiegend beschäftigt? (5)

☐ Vollzeit   ☐   Teilzeit

26.   In welchem Umfang sind Sie momentan tätig? (5)

☐ Vollzeit   ☐ Teilzeit mit 75-99%
☐ Teilzeit mit 50-74%   ☐ Teilzeit mit 20-49%
☐ Teilzeit mit weniger als 20% oder Minijob

27.   In welchem Arbeitszeitmodell arbeiten Sie derzeit? (5)

☐ klassischer, kontinuierlicher Dreischichtdienst (Früh-/Spät-/Nachtdienst)
☐ überwiegend Kern- oder Zwischendienst
☐ überwiegend Frühdienst und/ oder Spätdienst
☐ überwiegend Nachtdienst
☐ Sonstiges: _____

28.   Sie sind in dieser Klinik... (6)

☐ fest angestellt, befristet   ☐ fest angestellt, unbefristet
☐ als Leiharbeiter tätig (Serviceagentur)   ☐ als Selbstständiger tätig
☐ Einsatz im Rahmen einer Fachweiterbildung

29.   Haben Sie im **letzten halben Jahr** Überstunden gemacht? (5)

☐ oft
☐ gelegentlich
☐ selten
☐ nie

30.   Wenn Sie im letzten halben Jahr Überstunden gemacht haben, haben Sie
      dann **zeitnah Freizeitausgleich für Ihre Überstunden** erhalten? (2)

      ☐ immer
      ☐ gelegentlich
      ☐ selten
      ☐ nie

31.   Haben Sie eine oder mehrere der folgenden Qualifikationen erworben oder be-
      finden Sie sich derzeit in einer der folgenden Fortbildungen? (6)

	ja	noch in Fortbil-dung	nein
Fachweiterbildung Intensiv- (und Anästhesie) Pflege	☐	☐	☐
Praxisanleitung	☐	☐	☐
Wundmanagement	☐	☐	☐
Schmerzmanagement, Pain Nurse o.ä.	☐	☐	☐
Weiterbildung Stationsleitungskurs o.ä.	☐	☐	☐
Palliativpflege	☐	☐	☐
TrainerIn für Kinästhetik-, Bobath	☐	☐	☐
eine andere 2-jährige Fachweiterbildung	☐	☐	☐
Anderes:			

32.   Haben Sie im letzten Jahr Fortbildungsangebote zu ethischen Themen wahr-
      genommen? (6)

☐ ja   ☐ nein   ☐ es wurden keine angeboten/ keine bekannt

Fragebogenentwicklung Legende

Der Fragebogen wurde anhand verschiedener Quellen zusammengestellt. Die im vorangestellten Fragebogen enthaltenen Nummern kennzeichnen die jeweilige Herkunft oder Ableitung der formulierten Fragen.

(1) (Isfort & Weidner, 2012)

(2) (Isfort & Weidner, 2010)

(3) (Sauer, 2011)

(4) (Wocial & Weaver, 2013)

(5) Abgeleitet aus den in Kapitel 2.2 dargestellten empirischen Zusammenhängen (Corley et al., 2001; Corley et al., 2005; Dyo et al., 2016; Meltzer & Huchabay, 2004; Whitehead et al., 2015; Wocial & Weaver, 2013)

(6) Ergänzende Fragen, basierend auf eigener Fachexpertise

Gewinnspiel

Gewinnspiel zum Forschungsprojekt: Befragung von Pflegenden der Intensivstationen im Raum Stuttgart im Rahmen einer Masterarbeit (Studiengang Pflegewissenschaft)

Teilnehmen können alle, die an der Befragung teilgenommen haben. Für die Teilnahme diesen Bogen bitte ausfüllen, falten und separat vom Fragebogen in die Urne einwerfen.

1 x Einkaufsgutschein Amazon im Wert von 50 €

2 x Einkaufsgutschein Amazon im Wert von 25 €

Ziehung und Benachrichtigung der GewinnerInnen: 01.08.2017

_____

Ich möchte am Gewinnspiel teilnehmen und bin damit einverstanden, dass meine Kontaktdaten ausschließlich für diesen Zweck verwendet und anschließend vernichtet werden.

Name: _____

Adresse: _____ oder E-Mail: _____

Unterschrift: _____

Anhang 125

SPSS Tabellenverzeichnis

Disziplin der Intensivstation

Tabelle 20 Disziplin der Intensivstation		Häufigkeit	Prozent	Gültige Prozente	Kumulierte Prozente
Gültig	Innere Medizin	73	27,9	27,9	27,9
	Chirurgie	96	36,6	36,6	64,5
	interdisziplinär	91	34,7	34,7	99,2
	keine Angaben	2	,8	,8	100,0
	Gesamt	262	100,0	100,0	

Patienten Frühdienst

Tabelle 21 Anzahl PatientInnen Frühdienst		Häufigkeit	Prozent	Gültige Prozente	Kumulierte Prozente
Gültig	2	115	43,9	43,9	43,9
	2,5	39	14,9	14,9	58,8
	3	94	35,9	35,9	94,7
	3,5	2	,8	,8	95,4
	4	7	2,7	2,7	98,1
	4,50	1	,4	,4	98,5
	mehr als 4	1	,4	,4	98,9
	keine Angaben	3	1,1	1,1	100,0
	Gesamt	262	100,0	100,0	

Patienten Spätdienst

Tabelle 22 Anzahl PatientInnen Spätdienst		Häufigkeit	Prozent	Gültige Prozente	Kumulierte Prozente
Gültig	2	80	30,5	30,5	30,5
	2,5	32	12,2	12,2	42,7
	3	112	42,7	42,7	85,5
	3,5	6	2,3	2,3	87,8
	4	25	9,5	9,5	97,3
	4,50	1	,4	,4	97,7
	mehr als 4	2	,8	,8	98,5
	keine Angaben	4	1,5	1,5	100,0
	Gesamt	262	100,0	100,0	

Patienten Nachtdienst

Tabelle 23 Anzahl Patien-tInnen Nachtdienst		Häufigkeit	Prozent	Gültige Pro-zente	Kumulierte Prozente
Gültig	1	2	,8	,8	,8
	2	34	13,0	13,0	13,7
	2,5	18	6,9	6,9	20,6
	3	88	33,6	33,6	54,2
	3,5	6	2,3	2,3	56,5
	4	68	26,0	26,0	82,4
	4,50	6	2,3	2,3	84,7
	mehr als 4	19	7,3	7,3	92,0
	keine Anga-ben	21	8,0	8,0	100,0
	Gesamt	262	100,0	100,0	

PatientInnen Frühdienst gruppiert

Tabelle 24 Anzahl Patien-tInnen gruppiert		Häufigkeit	Prozent	Gültige Pro-zente	Kumulierte Prozente
Gültig	bis 2	115	43,9	43,9	43,9
	bis 3	133	50,8	50,8	94,7
	3,5 und mehr	11	4,2	4,2	98,9
	keine Anga-ben	3	1,1	1,1	100,0
	Gesamt	262	100,0	100,0	

PatientInnen Spätdienst gruppiert

Tabelle 25 Anzahl Patien-tInnen Spätdienst grup-piert		Häufigkeit	Prozent	Gültige Pro-zente	Kumulierte Prozente
Gültig	bis 2	80	30,5	30,5	30,5
	bis 3	144	55,0	55,0	85,5
	3,5 und mehr	34	13,0	13,0	98,5
	keine Anga-ben	4	1,5	1,5	100,0
	Gesamt	262	100,0	100,0	

PatientInnen Nachtdienst gruppiert

Tabelle 26 Anzahl PatientInnen Nachtdienst gruppiert

		Häufigkeit	Prozent	Gültige Prozente	Kumulierte Prozente
Gültig	bis 2	36	13,7	13,7	13,7
	bis 3	106	40,5	40,5	54,2
	3,5 und mehr	99	37,8	37,8	92,0
	keine Angabe	21	8,0	8,0	100,0
	Gesamt	262	100,0	100,0	

Arbeitsbelastung

Tabelle 27 Arbeitsbelastung

		Häufigkeit	Prozent	Gültige Prozente	Kumulierte Prozente
Gültig	sehr hoch	39	14,9	14,9	14,9
	eher hoch	169	64,5	64,5	79,4
	mäßig	47	17,9	17,9	97,3
	eher gering	1	,4	,4	97,7
	keine Angabe	6	2,3	2,3	100,0
	Gesamt	262	100,0	100,0	

Arbeitszufriedenheit

Tabelle 28 Arbeitszufriedenheit

		Häufigkeit	Prozent	Gültige Prozente	Kumulierte Prozente
Gültig	völlig zufrieden	12	4,6	4,6	4,6
	eher zufrieden	168	64,1	64,1	68,7
	eher unzufrieden	75	28,6	28,6	97,3
	völlig unzufrieden	3	1,1	1,1	98,5
	keine Angaben	4	1,5	1,5	100,0
	Gesamt	262	100,0	100,0	

ausreichend Pflegekräfte in der Schicht

Tabelle 29 Item Ausreichende Personalbesetzung

		Häufigkeit	Prozent	Gültige Prozente	Kumulierte Prozente
Gültig	trifft voll zu	53	20,2	20,2	20,2
	trifft eher zu	144	55,0	55,0	75,2
	trifft eher nicht zu	56	21,4	21,4	96,6
	trifft gar nicht zu	5	1,9	1,9	98,5
	keine Angaben	4	1,5	1,5	100,0
	Gesamt	262	100,0	100,0	

qualitativ gute Versorgung

Tabelle 30 Item Gute pflegerische Gesamtversorgung		Häufigkeit	Prozent	Gültige Prozente	Kumulierte Prozente
Gültig	trifft voll zu	40	15,3	15,3	15,3
	trifft eher zu	169	64,5	64,5	79,8
	trifft eher nicht zu	45	17,2	17,2	96,9
	trifft gar nicht zu	3	1,1	1,1	98,1
	keine Angaben	5	1,9	1,9	100,0
	Gesamt	262	100,0	100,0	

Pausenzeiten können eingehalten werden

Tabelle 31 Item Einhaltung Pausenzeiten		Häufigkeit	Prozent	Gültige Prozente	Kumulierte Prozente
Gültig	trifft voll zu	62	23,7	23,7	23,7
	trifft eher zu	117	44,7	44,7	68,3
	trifft eher nicht zu	63	24,0	24,0	92,4
	trifft gar nicht zu	16	6,1	6,1	98,5
	keine Angaben	4	1,5	1,5	100,0
	Gesamt	262	100,0	100,0	

Unterbrechung der Pause nur selten

Tabelle 32 Item Unterbrechung der Pausen		Häufigkeit	Prozent	Gültige Prozente	Kumulierte Prozente
Gültig	trifft voll zu	47	17,9	17,9	17,9
	trifft eher zu	68	26,0	26,0	43,9
	trifft eher nicht zu	97	37,0	37,0	80,9
	trifft gar nicht zu	49	18,7	18,7	99,6
	keine Angaben	1	,4	,4	100,0
	Gesamt	262	100,0	100,0	

Personalsituation führt zur Reduktion auf med Kernbereiche

Tabelle 33 Item Reduktion auf medizinische Kernbereiche	Häufigkeit	Prozent	Gültige Prozente	Kumulierte Prozente
Gültig trifft voll zu	23	8,8	8,8	8,8
trifft eher zu	91	34,7	34,7	43,5
trifft eher nicht zu	124	47,3	47,3	90,8
trifft gar nicht zu	19	7,3	7,3	98,1
keine Angaben	5	1,9	1,9	100,0
Gesamt	262	100,0	100,0	

Absprachen welche Maßnahmen bei Überlastung nicht durchgeführt werden

Tabelle 34 Item klare Absprachen zur Maßnahmenreduktion	Häufigkeit	Prozent	Gültige Prozente	Kumulierte Prozente
Gültig trifft voll zu	15	5,7	5,7	5,7
trifft eher zu	59	22,5	22,5	28,2
trifft eher nicht zu	110	42,0	42,0	70,2
trifft gar nicht zu	76	29,0	29,0	99,2
keine Angaben	2	,8	,8	100,0
Gesamt	262	100,0	100,0	

keine Patientengefährdung aufgrund Personalausstattung durch Bettenabmeldung

Tabelle 35 Item Einschätzung zur Patientengefährdung	Häufigkeit	Prozent	Gültige Prozente	Kumulierte Prozente
Gültig trifft voll zu	21	8,0	8,0	8,0
trifft eher zu	76	29,0	29,0	37,0
trifft eher nicht zu	77	29,4	29,4	66,4
trifft gar nicht zu	85	32,4	32,4	98,9
keine Angaben	3	1,1	1,1	100,0
Gesamt	262	100,0	100,0	

Patientengefährdung nur bei Katastrophe/ Großunfall

Tabelle 36 Item Patientengefähr-dung im Katastrophenfall		Häufigkeit	Prozent	Gültige Pro-zente	Kumulierte Pro-zente
Gültig	trifft voll zu	16	6,1	6,1	6,1
	trifft eher zu	78	29,8	29,8	35,9
	trifft eher nicht zu	104	39,7	39,7	75,6
	trifft gar nicht zu	59	22,5	22,5	98,1
	keine Angaben	5	1,9	1,9	100,0
	Gesamt	262	100,0	100,0	

Ausreichende Ausstattung zum Schutz der Intimsphäre

Tabelle 37 Item Ausstattung zur Wahrung der Intimsphäre		Häufigkeit	Pro-zent	Gültige Prozente	Kumulierte Pro-zente
Gültig	trifft voll zu	43	16,4	16,4	16,4
	trifft eher zu	130	49,6	49,6	66,0
	trifft eher nicht zu	67	25,6	25,6	91,6
	trifft gar nicht zu	21	8,0	8,0	99,6
	keine Angaben	1	,4	,4	100,0
	Gesamt	262	100,0	100,0	

Grundbedürfnisse der Patienten können erfüllt werden

Tabelle 38 Item Befriedigung Grund-bedürfnisse der PatientInnen		Häufigkeit	Pro-zent	Gültige Pro-zente	Kumulierte Pro-zente
Gültig	trifft voll zu	75	28,6	28,6	28,6
	trifft eher zu	159	60,7	60,7	89,3
	trifft eher nicht zu	24	9,2	9,2	98,5
	trifft gar nicht zu	3	1,1	1,1	99,6
	keine Angaben	1	,4	,4	100,0
	Gesamt	262	100,0	100,0	

Bedenken und ungutes Gefühl werden ernst genommen

Tabelle 39 Item Äußern von Bedenken		Häufig-keit	Pro-zent	Gültige Pro-zente	Kumulierte Pro-zente
Gültig	trifft voll zu	47	17,9	17,9	17,9
	trifft eher zu	136	51,9	51,9	69,8
	trifft eher nicht zu	68	26,0	26,0	95,8
	trifft gar nicht zu	7	2,7	2,7	98,5
	keine Angaben	4	1,5	1,5	100,0
	Gesamt	262	100,0	100,0	

persönliche Weiterentwicklung/ Ideen einbringen

Tabelle 40 Item persönliche Weiterentwicklung	Häufigkeit	Prozent	Gültige Prozente	Kumulierte Prozente
Gültig	trifft voll zu	46	17,6	17,6	17,6
	trifft eher zu	140	53,4	53,4	71,0
	trifft eher nicht zu	60	22,9	22,9	93,9
	trifft gar nicht zu	11	4,2	4,2	98,1
	keine Angaben	5	1,9	1,9	100,0
	Gesamt	262	100,0	100,0	

ethische Orientierung/ Entscheidungshilfen durch Klinik

Tabelle 41 Item ethische Orientierung Unternehmen	Häufigkeit	Prozent	Gültige Prozente	Kumulierte Prozente
Gültig	trifft voll zu	5	1,9	1,9	1,9
	trifft eher zu	85	32,4	32,4	34,4
	trifft eher nicht zu	131	50,0	50,0	84,4
	trifft gar nicht zu	36	13,7	13,7	98,1
	keine Angaben	5	1,9	1,9	100,0
	Gesamt	262	100,0	100,0	

Patienten insgesamt gut versorgt

Tabelle 42 Item Patientenversorgung	Häufigkeit	Prozent	Gültige Prozente	Kumulierte Prozente
Gültig	trifft voll zu	64	24,4	24,4	24,4
	trifft eher zu	177	67,6	67,6	92,0
	trifft eher nicht zu	15	5,7	5,7	97,7
	trifft gar nicht zu	2	,8	,8	98,5
	keine Angaben	4	1,5	1,5	100,0
	Gesamt	262	100,0	100,0	

Pflegerische Einschätzung wird bei Entscheidungen berücksichtigt

Tabelle 43 Einbindung in Therapiesteuerung	Häufigkeit	Prozent	Gültige Prozente	Kumulierte Prozente
Gültig	stimme völlig zu	47	17,9	17,9	17,9
	stimme eher zu	160	61,1	61,1	79,0
	stimme eher nicht zu	52	19,8	19,8	98,9
	stimme überhaupt nicht zu	3	1,1	1,1	100,0
	Gesamt	262	100,0	100,0	

Pflegerische Einschätzung wird bei Entscheidung zu Therapiefortsetzung berücksichtigt

Tabelle 44 Einbindung in Therapiezielentscheidungen	Häufigkeit	Prozent	Gültige Prozente	Kumulierte Prozente
Gültig stimme völlig zu	17	6,5	6,5	6,5
stimme eher zu	90	34,4	34,4	40,8
stimme eher nicht zu	129	49,2	49,2	90,1
stimme überhaupt nicht zu	22	8,4	8,4	98,5
keine Angaben	4	1,5	1,5	100,0
Gesamt	262	100,0	100,0	

Zusammenarbeit im pflegerischen Team

Tabelle 45 Zusammenarbeit Pflegeteam	Häufigkeit	Prozent	Gültige Prozente	Kumulierte Prozente
Gültig sehr gut	99	37,8	37,8	37,8
gut	133	50,8	50,8	88,5
ausreichend	27	10,3	10,3	98,9
schlecht	1	,4	,4	99,2
keine Angaben	2	,8	,8	100,0
Gesamt	262	100,0	100,0	

Zusammenarbeit mit ärztlichem Team

Tabelle 46 Zusammenarbeit mit Ärzteteam	Häufigkeit	Prozent	Gültige Prozente	Kumulierte Prozente
Gültig sehr gut	27	10,3	10,3	10,3
gut	162	61,8	61,8	72,1
ausreichend	60	22,9	22,9	95,0
schlecht	8	3,1	3,1	98,1
keine Angaben	5	1,9	1,9	100,0
Gesamt	262	100,0	100,0	

Zusammenarbeit mit anderen Berufsgruppen

Tabelle 47 Zusammenarbeit mit anderen Berufsgruppen	Häufigkeit	Prozent	Gültige Prozente	Kumulierte Prozente
Gültig sehr gut	26	9,9	9,9	9,9
gut	173	66,0	66,0	76,0
ausreichend	55	21,0	21,0	96,9
schlecht	6	2,3	2,3	99,2
keine Angaben	2	,8	,8	100,0
Gesamt	262	100,0	100,0	

Erwägen eines Stellenwechsels

Tabelle 48 Erwägen Stellenwechsel		Häufigkeit	Prozent	Gültige Prozente	Kumulierte Prozente
Gültig	täglich	10	3,8	3,8	3,8
	mindestens wöchentlich	33	12,6	12,6	16,4
	mindestens monatlich	48	18,3	18,3	34,7
	sehr selten	95	36,3	36,3	71,0
	nie	76	29,0	29,0	100,0
	Gesamt	262	100,0	100,0	

Erwägen des Berufswechsels

Tabelle 49 Erwägen Berufswechsel		Häufigkeit	Prozent	Gültige Prozente	Kumulierte Prozente
Gültig	täglich	7	2,7	2,7	2,7
	mindestens wöchentlich	26	9,9	9,9	12,6
	mindestens monatlich	35	13,4	13,4	26,0
	sehr selten	96	36,6	36,6	62,6
	nie	97	37,0	37,0	99,6
	keine Angaben	1	,4	,4	100,0
	Gesamt	262	100,0	100,0	

Arbeitsstelle bereits gewechselt

Tabelle 50 Arbeitsstelle bereits gewechselt		Häufigkeit	Prozent	Gültige Prozente	Kumulierte Prozente
Gültig	einmal	91	34,7	34,7	34,7
	mehrmals	86	32,8	32,8	67,6
	nein	85	32,4	32,4	100,0
	Gesamt	262	100,0	100,0	

Private Gründe

Tabelle 51 Gründe für Stellenwechsel		Häufigkeit	Prozent	Gültige Prozente	Kumulierte Prozente
Gültig	ja	82	31,3	31,3	31,3
	nein	180	68,7	68,7	100,0
	Gesamt	262	100,0	100,0	

Konflikte

		Häufigkeit	Prozent	Gültige Prozente	Kumulierte Prozente
Gültig	ja	29	11,1	11,1	11,1
	nein	233	88,9	88,9	100,0
	Gesamt	262	100,0	100,0	

Allgemeine Arbeitsbedingungen

		Häufigkeit	Prozent	Gültige Prozente	Kumulierte Prozente
Gültig	nein	200	76,3	76,3	76,3
	ja	62	23,7	23,7	100,0
	Gesamt	262	100,0	100,0	

zu wenig Zeit für PatientInnen

		Häufigkeit	Prozent	Gültige Prozente	Kumulierte Prozente
Gültig	ja	42	16,0	16,0	16,0
	nein	220	84,0	84,0	100,0
	Gesamt	262	100,0	100,0	

Patientengefährdung

		Häufigkeit	Prozent	Gültige Prozente	Kumulierte Prozente
Gültig	ja	31	11,8	11,8	11,8
	nein	231	88,2	88,2	100,0
	Gesamt	262	100,0	100,0	

nicht so versorgen können

		Häufigkeit	Prozent	Gültige Prozente	Kumulierte Prozente
Gültig	ja	39	14,9	14,9	14,9
	nein	223	85,1	85,1	100,0
	Gesamt	262	100,0	100,0	

Persönliche Entwicklung

		Häufigkeit	Prozent	Gültige Prozente	Kumulierte Prozente
Gültig	ja	103	39,3	39,3	39,3
	nein	159	60,7	60,7	100,0
	Gesamt	262	100,0	100,0	

Andere

		Häufigkeit	Prozent	Gültige Prozente	Kumulierte Prozente

Gültig	ja	36	13,7	13,7	13,7
	nein	226	86,3	86,3	100,0
	Gesamt	262	100,0	100,0	

Häufigkeit eigene Werte und tägliche Arbeitspraxis nicht vereinbar

Tabelle 52 Häufigkeit intrapersonelle Konflikte		Häufigkeit	Prozent	Gültige Prozente	Kumulierte Prozente
Gültig	eher täglich	17	6,5	6,5	6,5
	eher wöchentlich	76	29,0	29,0	35,5
	eher monatlich	75	28,6	28,6	64,1
	seltener	91	34,7	34,7	98,9
	gar nicht	2	,8	,8	99,6
	keine Angaben	1	,4	,4	100,0
	Gesamt	262	100,0	100,0	

Häufigkeit eigene Werte und Werte anderer nicht vereinbar

Tabelle 53 Häufigkeit interpersonelle Konflikte		Häufigkeit	Prozent	Gültige Prozente	Kumulierte Prozente
Gültig	eher täglich	15	5,7	5,7	5,7
	eher wöchentlich	54	20,6	20,6	26,3
	eher monatlich	59	22,5	22,5	48,9
	seltener	125	47,7	47,7	96,6
	gar nicht	8	3,1	3,1	99,6
	keine Angaben	1	,4	,4	100,0
	Gesamt	262	100,0	100,0	

Belastung eigene Werte und tägliche Arbeitspraxis nicht vereinbar

Tabelle 54 Belastung durch intrapersonelle Konflikte		Häufigkeit	Prozent	Gültige Prozente	Kumulierte Prozente
Gültig	sehr stark	17	0,5	6,5	6,5
	stark	91	34,7	34,7	41,2
	mäßig	129	49,2	49,2	90,5
	gar nicht	21	8,0	8,0	98,5
	keine Angaben	4	1,5	1,5	100,0
	Gesamt	262	100,0	100,0	

Belastung eigene Werte und Werte anderer nicht vereinbar

Tabelle 55 Belastung durch inter-personelle Konflikte	Häufig-keit	Prozent	Gültige Pro-zente	Kumulierte Pro-zente
Gültig sehr stark	12	4,6	4,6	4,6
stark	69	26,3	26,3	30,9
mäßig	151	57,6	57,6	88,5
gar nicht	26	9,9	9,9	98,5
keine Angaben	4	1,5	1,5	100,0
Gesamt	262	100,0	100,0	

Zeit/ Personalmangel

Tabelle 56 Häufigkeit der Konfliktursachen	Häufigkeit	Prozent	Gültige Prozente	Kumulierte Prozente
Gültig sehr häufig	62	23,7	23,7	23,7
eher häufig	98	37,4	37,4	61,1
eher selten	73	27,9	27,9	88,9
sehr selten	19	7,3	7,3	96,2
nie	7	2,7	2,7	98,9
keine Angabe	3	1,1	1,1	100,0
Gesamt	262	100,0	100,0	

mangelnde Sensibilität

	Häufigkeit	Prozent	Gültige Prozente	Kumulierte Prozente
Gültig sehr häufig	28	10,7	10,7	10,7
eher häufig	91	34,7	34,7	45,4
eher selten	98	37,4	37,4	82,8
sehr selten	36	13,7	13,7	96,6
nie	6	2,3	2,3	98,9
keine Angabe	3	1,1	1,1	100,0
Gesamt	262	100,0	100,0	

unklare Verfahren der Entscheidungsfindung

	Häufigkeit	Prozent	Gültige Prozente	Kumulierte Prozente
Gültig sehr häufig	57	21,8	21,8	21,8
eher häufig	117	44,7	44,7	66,4
eher selten	69	26,3	26,3	92,7
sehr selten	15	5,7	5,7	98,5
nie	1	,4	,4	98,9
keine Angabe	3	1,1	1,1	100,0
Gesamt	262	100,0	100,0	

Kommunikationsprobleme mit PatientInnen

		Häufigkeit	Prozent	Gültige Prozente	Kumulierte Prozente
Gültig	sehr häufig	23	8,8	8,8	8,8
	eher häufig	81	30,9	30,9	39,7
	eher selten	105	40,1	40,1	79,8
	sehr selten	42	16,0	16,0	95,8
	nie	7	2,7	2,7	98,5
	keine Angabe	4	1,5	1,5	100,0
	Gesamt	262	100,0	100,0	

Kommunikationsprobleme mit Angehörigen

		Häufigkeit	Prozent	Gültige Prozente	Kumulierte Prozente
Gültig	sehr häufig	34	13,0	13,0	13,0
	eher häufig	102	38,9	38,9	51,9
	eher selten	83	31,7	31,7	83,6
	sehr selten	39	14,9	14,9	98,5
	nie	2	,8	,8	99,2
	keine Angabe	2	,8	,8	100,0
	Gesamt	262	100,0	100,0	

Kommunikationsprobleme mit KollegInnen

		Häufigkeit	Prozent	Gültige Prozente	Kumulierte Prozente
Gültig	sehr häufig	5	1,9	1,9	1,9
	eher häufig	27	10,3	10,3	12,2
	eher selten	141	53,8	53,8	66,0
	sehr selten	80	30,5	30,5	96,6
	nie	7	2,7	2,7	99,2
	keine Angabe	2	,8	,8	100,0
	Gesamt	262	100,0	100,0	

Kommunikationsprobleme mit ÄrztInnen

		Häufigkeit	Prozent	Gültige Prozente	Kumulierte Prozente
Gültig	sehr häufig	23	8,8	8,8	8,8
	eher häufig	91	34,7	34,7	43,5
	eher selten	102	38,9	38,9	82,4
	sehr selten	40	15,3	15,3	97,7
	nie	3	1,1	1,1	98,9
	keine Angabe	3	1,1	1,1	100,0

| | | Gesamt | 262 | 100,0 | 100,0 | |

andere Sichtweise ÄrztInnen

		Häufigkeit	Prozent	Gültige Prozente	Kumulierte Prozente
Gültig	sehr häufig	65	24,8	24,8	24,8
	eher häufig	109	41,6	41,6	66,4
	eher selten	60	22,9	22,9	89,3
	sehr selten	24	9,2	9,2	98,5
	nie	1	,4	,4	98,9
	keine Angabe	3	1,1	1,1	100,0
	Gesamt	262	100,0	100,0	

andere Sichtweise KollegInnen

		Häufigkeit	Prozent	Gültige Prozente	Kumulierte Prozente
Gültig	sehr häufig	4	1,5	1,5	1,5
	eher häufig	22	8,4	8,4	9,9
	eher selten	143	54,6	54,6	64,5
	sehr selten	86	32,8	32,8	97,3
	nie	5	1,9	1,9	99,2
	keine Angabe	2	,8	,8	100,0
	Gesamt	262	100,0	100,0	

hierarchische Strukturen

		Häufigkeit	Prozent	Gültige Prozente	Kumulierte Prozente
Gültig	sehr häufig	38	14,5	14,5	14,5
	eher häufig	72	27,5	27,5	42,0
	eher selten	90	34,4	34,4	76,3
	sehr selten	49	18,7	18,7	95,0
	nie	9	3,4	3,4	98,5
	keine Angabe	4	1,5	1,5	100,0
	Gesamt	262	100,0	100,0	

mangelnde Ausstattung/ bauliche Struktur

		Häufigkeit	Prozent	Gültige Prozente	Kumulierte Prozente
Gültig	sehr häufig	10	3,8	3,8	3,8
	eher häufig	27	10,3	10,3	14,1
	eher selten	81	30,9	30,9	45,0
	sehr selten	92	35,1	35,1	80,2
	nie	49	18,7	18,7	98,9

keine Angabe	3	1,1	1,1		100,0
Gesamt	262	100,0	100,0		

unzureichende Patientenaufklärung

Tabelle 57 Häufigkeiten Konfliktsituationen

		Häufigkeit	Prozent	Gültige Prozente	Kumulierte Prozente
Gültig	sehr häufig	56	21,4	21,4	21,4
	eher häufig	106	40,5	40,5	61,8
	eher selten	74	28,2	28,2	90,1
	sehr selten	23	8,8	8,8	98,9
	nie	3	1,1	1,1	100,0
	Gesamt	262	100,0	100,0	

Wahrung Menschenwürde

		Häufigkeit	Prozent	Gültige Prozente	Kumulierte Prozente
Gültig	sehr häufig	26	9,9	9,9	9,9
	eher häufig	97	37,0	37,0	46,9
	eher selten	85	32,4	32,4	79,4
	sehr selten	47	17,9	17,9	97,3
	nie	2	,8	,8	98,1
	keine Angabe	5	1,9	1,9	100,0
	Gesamt	262	100,0	100,0	

Verteilung knapper Mittel

		Häufigkeit	Prozent	Gültige Prozente	Kumulierte Prozente
Gültig	sehr häufig	7	2,7	2,7	2,7
	eher häufig	41	15,6	15,6	18,3
	eher selten	114	43,5	43,5	61,8
	sehr selten	63	24,0	24,0	85,9
	nie	28	10,7	10,7	96,6
	keine Angabe	9	3,4	3,4	100,0
	Gesamt	262	100,0	100,0	

Wahrung Patientenselbstbestimmung

		Häufigkeit	Prozent	Gültige Prozente	Kumulierte Prozente
Gültig	sehr häufig	36	13,7	13,7	13,7
	eher häufig	104	39,7	39,7	53,4
	eher selten	87	33,2	33,2	86,6
	sehr selten	26	9,9	9,9	96,6

nie	4	1,5	1,5	98,1
keine Angabe	5	1,9	1,9	100,0
Gesamt	262	100,0	100,0	

Unzureichende Aufklärung Betreuer uä

		Häufigkeit	Prozent	Gültige Prozente	Kumulierte Prozente
Gültig	sehr häufig	45	17,2	17,2	17,2
	eher häufig	112	42,7	42,7	59,9
	eher selten	66	25,2	25,2	85,1
	sehr selten	35	13,4	13,4	98,5
	nie	2	,8	,8	99,2
	keine Angabe	2	,8	,8	100,0
	Gesamt	262	100,0	100,0	

fragwürdige Lebensverlängerung

		Häufigkeit	Prozent	Gültige Prozente	Kumulierte Prozente
Gültig	sehr häufig	94	35,9	35,9	35,9
	eher häufig	120	45,8	45,8	81,7
	eher selten	33	12,6	12,6	94,3
	sehr selten	11	4,2	4,2	98,5
	nie	1	,4	,4	98,9
	keine Angabe	3	1,1	1,1	100,0
	Gesamt	262	100,0	100,0	

Akzeptanz Patientenverfügung

		Häufigkeit	Prozent	Gültige Prozente	Kumulierte Prozente
Gültig	sehr häufig	75	28,6	28,6	28,6
	eher häufig	105	40,1	40,1	68,7
	eher selten	51	19,5	19,5	88,2
	sehr selten	24	9,2	9,2	97,3
	nie	3	1,1	1,1	98,5
	keine Angabe	4	1,5	1,5	100,0
	Gesamt	262	100,0	100,0	

selbstbestimmtes Sterben

		Häufigkeit	Prozent	Gültige Prozente	Kumulierte Prozente
Gültig	sehr häufig	49	18,7	18,7	18,7
	eher häufig	71	27,1	27,1	45,8
	eher selten	70	26,7	26,7	72,5

sehr selten	56	21,4	21,4	93,9
nie	12	4,6	4,6	98,5
keine Angabe	4	1,5	1,5	100,0
Gesamt	262	100,0	100,0	

sinnloses Leiden

		Häufigkeit	Prozent	Gültige Prozente	Kumulierte Prozente
Gültig	sehr häufig	61	23,3	23,3	23,3
	eher häufig	115	43,9	43,9	67,2
	eher selten	61	23,3	23,3	90,5
	sehr selten	13	5,0	5,0	95,4
	nie	6	2,3	2,3	97,7
	keine Angabe	6	2,3	2,3	100,0
	Gesamt	262	100,0	100,0	

inkonsequente Therapieentscheidungen

		Häufigkeit	Prozent	Gültige Prozente	Kumulierte Prozente
Gültig	sehr häufig	75	28,6	28,6	28,6
	eher häufig	117	44,7	44,7	73,3
	eher selten	51	19,5	19,5	92,7
	sehr selten	15	5,7	5,7	98,5
	nie	1	,4	,4	98,9
	keine Angabe	3	1,1	1,1	100,0
	Gesamt	262	100,0	100,0	

nicht helfen können

		Häufigkeit	Prozent	Gültige Prozente	Kumulierte Prozente
Gültig	sehr häufig	24	9,2	9,2	9,2
	eher häufig	66	25,2	25,2	34,4
	eher selten	107	40,8	40,8	75,2
	sehr selten	52	19,8	19,8	95,0
	nie	8	3,1	3,1	98,1
	keine Angabe	5	1,9	1,9	100,0
	Gesamt	262	100,0	100,0	

überzogen Ansprüche Patient/Angehörige

		Häufigkeit	Prozent	Gültige Prozente	Kumulierte Prozente
Gültig	sehr häufig	39	14,9	14,9	14,9
	eher häufig	100	38,2	38,2	53,1
	eher selten	91	34,7	34,7	87,8

sehr selten	25	9,5	9,5	97,3
nie	2	,8	,8	98,1
keine Angabe	5	1,9	1,9	100,0
Gesamt	262	100,0	100,0	

Zwangsmaßnahmen, Fixierung

		Häufigkeit	Prozent	Gültige Prozente	Kumulierte Prozente
Gültig	sehr häufig	28	10,7	10,7	10,7
	eher häufig	103	39,3	39,3	50,0
	eher selten	81	30,9	30,9	80,9
	sehr selten	41	15,6	15,6	96,6
	nie	6	2,3	2,3	98,9
	keine Angabe	3	1,1	1,1	100,0
	Gesamt	262	100,0	100,0	

unzureichender Schutz Privat/Intimsphäre

		Häufigkeit	Prozent	Gültige Prozente	Kumulierte Prozente
Gültig	sehr häufig	10	3,8	3,8	3,8
	eher häufig	54	20,6	20,6	24,4
	eher selten	120	45,8	45,8	70,2
	sehr selten	67	25,6	25,6	95,8
	nie	9	3,4	3,4	99,2
	keine Angabe	2	,8	,8	100,0
	Gesamt	262	100,0	100,0	

Schwangerschaftsabbruch

		Häufigkeit	Prozent	Gültige Prozente	Kumulierte Prozente
Gültig	sehr häufig	2	,8	,8	,8
	eher häufig	3	1,1	1,1	1,9
	eher selten	14	5,3	5,3	7,3
	sehr selten	41	15,6	15,6	22,9
	nie	196	74,8	74,8	97,7
	keine Angabe	6	2,3	2,3	100,0
	Gesamt	262	100,0	100,0	

eigene ethische Kompetenz

Tabelle 58 Einschätzung ethische Kompetenzen		Häufigkeit	Prozent	Gültige Prozente	Kumulierte Prozente
Gültig	sehr hoch	41	15,6	15,6	15,6

		Häufigkeit	Prozent	Gültige Prozente	Kumulierte Prozente
	hoch	198	75,6	75,6	91,2
	mäßig	19	7,3	7,3	98,5
	niedrig	2	,8	,8	99,2
	keine Angabe	2	,8	,8	100,0
	Gesamt	262	100,0	100,0	

ethische Kompetenz KollegInnen

		Häufigkeit	Prozent	Gültige Prozente	Kumulierte Prozente
Gültig	sehr hoch	17	6,5	6,5	6,5
	hoch	202	77,1	77,1	83,6
	mäßig	37	14,1	14,1	97,7
	niedrig	2	,8	,8	98,5
	keine Angabe	4	1,5	1,5	100,0
	Gesamt	262	100,0	100,0	

ethische Kompetenz AssistenzärztInnen

		Häufigkeit	Prozent	Gültige Prozente	Kumulierte Prozente
Gültig	sehr hoch	6	2,3	2,3	2,3
	hoch	131	50,0	50,0	52,3
	mäßig	111	42,4	42,4	94,7
	niedrig	9	3,4	3,4	98,1
	keine Angabe	5	1,9	1,9	100,0
	Gesamt	262	100,0	100,0	

ethische Kompetenz OberärztInnen

		Häufigkeit	Prozent	Gültige Prozente	Kumulierte Prozente
Gültig	sehr hoch	12	4,6	4,6	4,6
	hoch	104	39,7	39,7	44,3
	mäßig	106	40,5	40,5	84,7
	niedrig	33	12,6	12,6	97,3
	keine Angabe	7	2,7	2,7	100,0
	Gesamt	262	100,0	100,0	

Qualität eigener Arbeit leidet

Tabelle *59* Folgen Ethischer Konflikte

		Häufigkeit	Prozent	Gültige Prozente	Kumulierte Prozente

Gültig	stimmt völlig	38	14,5	14,5	14,5
	stimmt eher	88	33,6	33,6	48,1
	stimmt eher nicht	99	37,8	37,8	85,9
	stimmt nicht	36	13,7	13,7	99,6
	keine Angabe	1	,4	,4	100,0
	Gesamt	262	100,0	100,0	

Arbeitsqualität KollegInnen leidet

		Häufigkeit	Prozent	Gültige Prozente	Kumulierte Prozente
Gültig	stimmt völlig	35	13,4	13,4	13,4
	stimmt eher	92	35,1	35,1	48,5
	stimmt eher nicht	109	41,6	41,6	90,1
	stimmt nicht	23	8,8	8,8	98,9
	keine Angabe	3	1,1	1,1	100,0
	Gesamt	262	100,0	100,0	

eigene Arbeitszufriedenheit schlechter

		Häufigkeit	Prozent	Gültige Prozente	Kumulierte Prozente
Gültig	stimmt völlig	95	36,3	36,3	36,3
	stimmt eher	122	46,6	46,6	82,8
	stimmt eher nicht	39	14,9	14,9	97,7
	stimmt nicht	5	1,9	1,9	99,6
	keine Angabe	1	,4	,4	100,0
	Gesamt	262	100,0	100,0	

Tabelle 60 Gewünschte Unterstützungsmöglichkeiten

Fortbildungen

		Häufigkeit	Prozent	Gültige Prozente	Kumulierte Prozente
Gültig	nein	139	53,1	53,1	53,1
	ja	122	46,6	46,6	99,6
	keine Angabe	1	,4	,4	100,0
	Gesamt	262	100,0	100,0	

ethische Fallbesprechungen

	Häufigkeit	Prozent	Gültige Prozente	Kumulierte Prozente

Gültig	nein	58	22,1	22,1	22,1
	ja	203	77,5	77,5	99,6
	keine Angabe	1	,4	,4	100,0
	Gesamt	262	100,0	100,0	

Ethikberatung für Team

		Häufigkeit	Prozent	Gültige Prozente	Kumulierte Prozente
Gültig	nein	91	34,7	34,7	34,7
	ja	170	64,9	64,9	99,6
	keine Angabe	1	,4	,4	100,0
	Gesamt	262	100,0	100,0	

Andere

		Häufigkeit	Prozent	Gültige Prozente	Kumulierte Prozente
Gültig	nein	225	85,9	85,9	85,9
	ja	36	13,7	13,7	99,6
	keine Angabe	1	,4	,4	100,0
	Gesamt	262	100,0	100,0	

keine notwendig

		Häufigkeit	Prozent	Gültige Prozente	Kumulierte Prozente
Gültig	nein	251	95,8	95,8	95,8
	ja	10	3,8	3,8	99,6
	keine Angabe	1	,4	,4	100,0
	Gesamt	262	100,0	100,0	

Geschlecht

Tabelle 61 Geschlechtsverteilung		Häufigkeit	Prozent	Gültige Prozente	Kumulierte Prozente
Gültig	weiblich	205	78,2	78,2	78,2
	männlich	54	20,6	20,6	98,9
	keine Angabe	3	1,1	1,1	100,0
	Gesamt	262	100,0	100,0	

Alter

Tabelle 62 Altersverteilung		Häufigkeit	Prozent	Gültige Prozente	Kumulierte Prozente
Gültig	bis 30	68	26,0	26,0	26,0
	31-40	69	26,3	26,3	52,3
	41-50	71	27,1	27,1	79,4
	älter 50	51	19,5	19,5	98,9
	keine Angaben	3	1,1	1,1	100,0
	Gesamt	262	100,0	100,0	

Schulabschluss

Tabelle 63 Schulabschluss		Häufigkeit	Prozent	Gültige Prozente	Kumulierte Prozente
Gültig	Hauptschule	3	1,1	1,1	1,1
	Mittlere Reife	106	40,5	40,5	41,6
	Hochschulreife	136	51,9	51,9	93,5
	abgeschlossenes Studium	13	5,0	5,0	98,5
	Andere	1	,4	,4	98,9
	keine Angaben	3	1,1	1,1	100,0
	Gesamt	262	100,0	100,0	

Pflegetätigkeit

Tabelle 64 Pflegetätigkeit in Jahren		Häufigkeit	Prozent	Gültige Prozente	Kumulierte Prozente
Gültig	0-5	42	16,0	16,0	16,0
	>5-10	46	17,6	17,6	33,6
	>10-20	61	23,3	23,3	56,9
	>20-30	81	30,9	30,9	87,8
	>30	29	11,1	11,1	98,9
	keine Angaben	3	1,1	1,1	100,0
	Gesamt	262	100,0	100,0	

bisherige Beschäftigung

Tabelle 65 Bisherige Beschäftigung		Häufigkeit	Prozent	Gültige Prozente	Kumulierte Prozente
Gültig	Vollzeit	205	78,2	78,2	78,2
	Teilzeit	50	19,1	19,1	97,3
	ausgeglichen Voll/Teilzeit	2	,8	,8	98,1
	keine Angaben	5	1,9	1,9	100,0
	Gesamt	262	100,0	100,0	

Beschäftigungsumfang

Tabelle 66 Aktueller Beschäftigungs-umfang	Häufigkeit	Pro-zent	Gültige Pro-zente	Kumulierte Pro-zente
Gültig Vollzeit	144	55,0	55,0	55,0
75% und mehr	58	22,1	22,1	77,1
50-74%	33	12,6	12,6	89,7
20-49%	23	8,8	8,8	98,5
weniger als 20%, Minijob	1	,4	,4	98,9
keine Angaben	3	1,1	1,1	100,0
Gesamt	262	100,0	100,0	

derzeitiges Arbeitszeitmodell

Tabelle 67 Aktuelles Arbeitszeitmodell	Häufig-keit	Pro-zent	Gültige Pro-zente	Kumulierte Pro-zente
Gültig Dreischichtdienst	209	79,8	79,8	79,8
Kern- oder Zwischendienst	9	3,4	3,4	83,2
Früh und/oder Spätdienst	32	12,2	12,2	95,4
Nachtdienst	5	1,9	1,9	97,3
Sonstiges	3	1,1	1,1	98,5
keine Angaben	4	1,5	1,5	100,0
Gesamt	262	100,0	100,0	

Anstellungsverhältnis

Tabelle 68 Anstellungsverhältnis	Häufigkeit	Prozent	Gültige Pro-zente	Kumulierte Pro-zente
Gültig befristet angestellt	10	3,8	3,8	3,8
unbefristet angestellt	240	91,6	91,6	95,4
Leiharbeiter	2	,8	,8	96,2
Einsatz während Fach-weiterbildung	6	2,3	2,3	98,5
keine Angaben	4	1,5	1,5	100,0
Gesamt	262	100,0	100,0	

Überstunden gemacht

Tabelle 69 Überstunden im letzten halben Jahr	Häufigkeit	Pro-zent	Gültige Pro-zente	Kumulierte Pro-zente
Gültig oft	125	47,7	47,7	47,7
gelegentlich	95	36,3	36,3	84,0
selten	30	11,5	11,5	95,4
nie	10	3,8	3,8	99,2
keine Angaben	2	,8	,8	100,0
Gesamt	262	100,0	100,0	

Freizeitausgleich für Überstunden

Tabelle 70 Zeitnaher Freizeitausgleich	Häufig-keit	Pro-zent	Gültige Pro-zente	Kumulierte Pro-zente
Gültig immer	67	25,6	25,6	25,6
gelegentlich	100	38,2	38,2	63,7
selten	58	22,1	22,1	85,9
nie	29	11,1	11,1	96,9
keine Angaben	8	3,1	3,1	100,0
Gesamt	262	100,0	100,0	

Tabelle 71 Zusatzqualifikationen, Weiterbildungen, Studium

Fachweiterbildung Intensivpflege

	Häufigkeit	Prozent	Gültige Prozente	Kumulierte Pro-zente
Gültig ja	143	54,6	54,6	54,6
aktuell in Fortbil-dung	27	10,3	10,3	64,9
nein	90	34,4	34,4	99,2
keine Angaben	2	,8	,8	100,0
Gesamt	262	100,0	100,0	

Praxisanleitung

		Häufigkeit	Prozent	Gültige Prozente	Kumulierte Prozente
Gültig	ja	73	27,9	27,9	27,9
	aktuell in Fortbildung	2	,8	,8	28,6
	nein	185	70,6	70,6	99,2
	keine Angaben	2	,8	,8	100,0
	Gesamt	262	100,0	100,0	

Wundmanagement

		Häufigkeit	Prozent	Gültige Prozente	Kumulierte Prozente
Gültig	ja	19	7,3	7,3	7,3
	aktuell in Fortbildung	2	,8	,8	8,0
	nein	239	91,2	91,2	99,2
	keine Angaben	2	,8	,8	100,0
	Gesamt	262	100,0	100,0	

Schmerzmanagement, Pain Nurse

		Häufigkeit	Prozent	Gültige Prozente	Kumulierte Prozente
Gültig	ja	11	4,2	4,2	4,2
	nein	249	95,0	95,0	99,2
	keine Angaben	2	,8	,8	100,0
	Gesamt	262	100,0	100,0	

Weiterbildung Stationsleitung

		Häufigkeit	Prozent	Gültige Prozente	Kumulierte Prozente
Gültig	ja	30	11,5	11,5	11,5
	aktuell in Fortbildung	3	1,1	1,1	12,6
	nein	227	86,6	86,6	99,2
	keine Angaben	2	,8	,8	100,0
	Gesamt	262	100,0	100,0	

Palliativpflege

		Häufigkeit	Prozent	Gültige Prozente	Kumulierte Prozente
Gültig	ja	9	3,4	3,4	3,4
	nein	251	95,8	95,8	99,2

152

Anhang

keine Angaben	2	,8	,8	100,0	
Gesamt	262	100,0	100,0		

Trainerln Kinästhetik, Bobath

		Häufigkeit	Prozent	Gültige Prozente	Kumulierte Prozente
Gültig	ja	7	2,7	2,7	2,7
	aktuell in Fortbildung	1	,4	,4	3,1
	nein	252	96,2	96,2	99,2
	keine Angaben	2	,8	,8	100,0
	Gesamt	262	100,0	100,0	

andere 2jährige Fachweiterbildung

		Häufigkeit	Prozent	Gültige Prozente	Kumulierte Prozente
Gültig	ja	5	1,9	1,9	1,9
	nein	255	97,3	97,3	99,2
	keine Angaben	2	,8	,8	100,0
	Gesamt	262	100,0	100,0	

Andere

		Häufigkeit	Prozent	Gültige Prozente	Kumulierte Prozente
Gültig	ja	12	4,6	4,6	4,6
	aktuell in Fortbildung	3	1,1	1,1	5,7
	nein	245	93,5	93,5	99,2
	keine Angaben	2	,8	,8	100,0
	Gesamt	262	100,0	100,0	

Studium/ Ausbildung

		Häufigkeit	Prozent	Gültige Prozente	Kumulierte Prozente
Gültig	ja	4	1,5	1,5	1,5
	aktuell in Fortbildung	5	1,9	1,9	3,4
	nein	251	95,8	95,8	99,2
	keine Angaben	2	,8	,8	100,0
	Gesamt	262	100,0	100,0	

Fortbildung teilgenommen

Tabelle 72 Teilnahme an Ethikfortbildungen		Häufigkeit	Prozent	Gültige Prozente	Kumulierte Prozente
Gültig	ja	29	11,1	11,1	11,1
	nein	119	45,4	45,4	56,5
	keine angeboten/bekannt	109	41,6	41,6	98,1
	keine Angaben	5	1,9	1,9	100,0
	Gesamt	262	100,0	100,0	

Scorebildung

Die in Kapitel 5.1.4 beschrieben Scorebildung diente der Korrelationsprüfung, ausgehend von den in Kapitel 4 beschriebenen Hypothesen. Die zugrundeliegenden Variablen sind in der nachfolgenden Tabelle aufgelistet. Der Vermerk umcodiert weist darauf hin, dass die ursprünglich festgelegte Codierung in SPSS© für die Berechnung der Scores umcodiert werden mussten, um sich sinnvoll zusammenfassen zu lassen. So lag beispielsweise der Frage nach der aktuellen Arbeitsbelastung eine Codierung von 1-4 zugrunde, wobei 1 die höchste und 4 die geringste Ausprägung beschrieb. Diese Codierung wurde entsprechend umgekehrt, damit die höchste Belastung auch dem höchsten nummerischen Wert entspricht. Die Summierung der Scores wurde in Excel© vorgenommen.

Tabelle 73 Bildung der Scores

Name Score	eingeschlossene Variablen	Skalierung	Skala
Score Moralischer Stress (SMS)	Frage 14 (Belastung aus intra- und interpersonellen Konflikten), umcodiert	1-4 (2 Items)	5-30 Punkte
	Frage 18 (Wirkung ethischer Konflikte auf Arbeitsqualität und -zufriedenheit), umcodiert	1-4 (3 Items)	
	Frage 19 (ethische Belastung in den letzten 2 Wochen), MST	0-10	
Häufigkeit ethische Konflikte	Frage 13 (Häufigkeit intra- und interpersonelle Konflikte), umcodiert	1-5 (2 Items)	17-85 Punkte
	Frage 16 (Häufigkeit verschiedener ethischer Konflikte), umcodiert	1-5 (15 Items)	
Institutionelle ethische Unterstützung	Frage 5, Zeilen 5, 6, 7, 8, 9, 13 (Maßnahmenreduktionen, Bettensperrungen bei Personalmangel, Patientengefährdung, Ausstattung zum Schutz Intimsphäre, ethische Orientierung), umcodiert	1-4 (6 Items)	6-24 Punkte
Arbeitsbedingte Belastung	Frage 2 (Anzahl PatientInnen/ Pflegekraft, Früh und Spätdienst)	1-5 (2 Items)	7-30 Punkte
	Frage 3 (Einschätzung Arbeitsbelastung), umcodiert	1-4	
	Frage 5, Zeilen 1, 3, 4 (ausreichend Personal, Pausenzeiten)	1-4 (3 Items)	
	Frage 29 (Überstunden), umcodiert	1-4	
	Frage 30 (zeitnaher Freizeitausgleich)	1-4	

Arbeitszufrie-denheit	Frage 4 (Arbeitszufriedenheit), umcodiert	1-4	6-26 Punkte
	Frage 5, Zeilen 2, 10, 14 (pflegerische und allgemeine Versorgungsqualität, Grundbe-dürfnisse), umcodiert	1-4 (3 Items)	
	Frage 9 (Erwägen Stellenwechsel)	1-5	
	Frage 10 (Erwägen Berufswechsel)	1-5	
Partizipation/ Kooperation	Frage 5, Zeile 11 und 12 (Bedenken äu-ßern, persönliche Weiterentwicklung), um-codiert	1-4 (2 Items)	7-28 Punkte
	Frage 6 (pflegerische Einschätzung The-rapiesteuerung), umcodiert	1-4	
	Frage 7 (pflegerische Einschätzung The-rapiezielentscheidung), umcodiert	1-4	
	Frage 8 (Zusammenarbeit), umcodiert	1-4 (3 Items)	
Einschätzung Ethikkompe-tenz	Frage 17 (Ethikkompetenz, eigene, Kolle-gInnen, ÄrztInnen), umcodiert	1-4 (4 Items)	5-18 Punkte
	Frage 32 (Teilnahme Ethik-Weiterbildung), umcodiert	1-2	

Tabelle 74 Scores

		Score Moralischer Stress (SMS)	Score Häufigkeit ethische Konflikte	Institutionelle Ethische Unterstützung Score	Score Arbeitsbedingte Belastung (mit A03)	Score Arbeitszufriedenheit/ Wirksamkeit (mit A04)	Score Partizipation/ Kooperation	Score Einschätzung Ethikkompetenz
N	Gültig	254	233	248	248	250	248	248
	Fehlend	8	29	14	14	12	14	14
Mittelwert		15,9409	56,5579	13,7782	18,6996	19,764	20,0202	11,9516
Median		16	57	14	19	20	20	12
Standardabweichung		3,60616	8,68448	2,55054	3,29327	3,13234	3,27232	1,67068
Varianz		13,004	75,42	6,505	10,846	9,812	10,708	2,791

Tabelle 75 Häufigkeiten Scores

Score Arbeitsbedingte Belastung (mit A03)

		Häufigkeit	Prozent	Gültige Pro-zente	Kumulierte Prozente
Gültig	10,00	1	,4	,4	,4
	11,00	1	,4	,4	,8
	12,00	4	1,5	1,6	2,4
	13,00	9	3,4	3,6	6,0
	14,00	8	3,1	3,2	9,3
	14,50	1	,4	,4	9,7
	15,00	20	7,6	8,1	17,7
	16,00	18	6,9	7,3	25,0
	16,50	2	,8	,8	25,8
	17,00	24	9,2	9,7	35,5
	17,50	1	,4	,4	35,9
	18,00	31	11,8	12,5	48,4
	18,50	3	1,1	1,2	49,6
	19,00	31	11,8	12,5	62,1
	19,50	2	,8	,8	62,9
	20,00	13	5,0	5,2	68,1
	20,50	1	,4	,4	68,5
	21,00	27	10,3	10,9	79,4
	21,50	2	,8	,8	80,2
	22,00	17	6,5	6,9	87,1
	23,00	15	5,7	6,0	93,1
	24,00	5	1,9	2,0	95,2
	25,00	7	2,7	2,8	98,0
	25,50	1	,4	,4	98,4
	26,00	2	,8	,8	99,2
	27,00	1	,4	,4	99,6
	28,00	1	,4	,4	100,0
	Gesamt	248	94,7	100,0	
Fehlend	System	14	5,3		
Gesamt		262	100,0		

Score Arbeitszufriedenheit/ Wirksamkeit (mit A04)

		Häufigkeit	Prozent	Gültige Prozente	Kumulierte Prozente
Gültig	10,00	1	,4	,4	,4
	11,00	2	,8	,8	1,2
	12,00	1	,4	,4	1,6
	13,00	5	1,9	2,0	3,6
	14,00	10	3,8	4,0	7,6
	15,00	7	2,7	2,8	10,4
	16,00	12	4,6	4,8	15,2
	17,00	12	4,6	4,8	20,0
	18,00	31	11,8	12,4	32,4
	19,00	27	10,3	10,8	43,2
	20,00	30	11,5	12,0	55,2
	21,00	30	11,5	12,0	67,2
	22,00	37	14,1	14,8	82,0
	23,00	19	7,3	7,6	89,6
	24,00	11	4,2	4,4	94,0
	25,00	15	5,7	6,0	100,0
	Gesamt	250	95,4	100,0	
Fehlend	System	12	4,6		
Gesamt		262	100,0		

Score Partizipation/Kooperation

		Häufigkeit	Prozent	Gültige Prozente	Kumulierte Prozente
Gültig	10,00	1	,4	,4	,4
	13,00	4	1,5	1,6	2,0
	14,00	5	1,9	2,0	4,0
	15,00	10	3,8	4,0	8,1
	16,00	15	5,7	6,0	14,1
	17,00	16	6,1	6,5	20,6
	18,00	26	9,9	10,5	31,0
	19,00	30	11,5	12,1	43,1
	20,00	42	16,0	16,9	60,1
	21,00	24	9,2	9,7	69,8
	22,00	25	9,5	10,1	79,8
	23,00	15	5,7	6,0	85,9
	24,00	11	4,2	4,4	90,3
	25,00	9	3,4	3,6	94,0

	26,00	3	1,1	1,2	95,2
	27,00	9	3,4	3,6	98,8
	28,00	3	1,1	1,2	100,0
	Gesamt	248	94,7	100,0	
Fehlend	System	14	5,3		
Gesamt		262	100,0		

Score Moralischer Stress (SMS)

		Häufigkeit	Prozent	Gültige Prozente	Kumulierte Prozente
Gültig	8,00	2	,8	,8	,8
	9,00	4	1,5	1,6	2,4
	10,00	12	4,6	4,7	7,1
	11,00	14	5,3	5,5	12,6
	12,00	14	5,3	5,5	18,1
	13,00	25	9,5	9,8	28,0
	14,00	21	8,0	8,3	36,2
	15,00	30	11,5	11,8	48,0
	16,00	18	6,9	7,1	55,1
	17,00	20	7,6	7,9	63,0
	18,00	31	11,8	12,2	75,2
	19,00	16	6,1	6,3	81,5
	20,00	19	7,3	7,5	89,0
	21,00	10	3,8	3,9	92,9
	22,00	9	3,4	3,5	96,5
	23,00	8	3,1	3,1	99,6
	24,00	1	,4	,4	100,0
	Gesamt	254	96,9	100,0	
Fehlend	System	8	3,1		
Gesamt		262	100,0		

Score Häufigkeit ethische Konflikte

		Häufigkeit	Prozent	Gültige Pro-zente	Kumulierte Pro-zente
Gültig	29,00	2	,8	,9	,9
	34,00	2	,8	,9	1,7
	36,00	1	,4	,4	2,1
	38,00	1	,4	,4	2,6
	39,00	2	,8	,9	3,4
	40,00	1	,4	,4	3,9
	41,00	5	1,9	2,1	6,0
	42,00	4	1,5	1,7	7,7
	44,00	1	,4	,4	8,2
	45,00	4	1,5	1,7	9,9
	46,00	1	,4	,4	10,3
	47,00	4	1,5	1,7	12,0
	48,00	7	2,7	3,0	15,0
	49,00	8	3,1	3,4	18,5
	50,00	6	2,3	2,6	21,0
	51,00	12	4,6	5,2	26,2
	52,00	12	4,6	5,2	31,3
	53,00	8	3,1	3,4	34,8
	54,00	8	3,1	3,4	38,2
	55,00	7	2,7	3,0	41,2
	56,00	14	5,3	6,0	47,2
	57,00	16	6,1	6,9	54,1
	58,00	12	4,6	5,2	59,2
	59,00	13	5,0	5,6	64,8
	60,00	9	3,4	3,9	68,7
	61,00	11	4,2	4,7	73,4
	62,00	6	2,3	2,6	76,0
	63,00	6	2,3	2,6	78,5
	64,00	5	1,9	2,1	80,7
	65,00	7	2,7	3,0	83,7
	66,00	9	3,4	3,9	87,6
	67,00	7	2,7	3,0	90,6
	68,00	4	1,5	1,7	92,3

	69,00	3	1,1	1,3	93,6
	70,00	4	1,5	1,7	95,3
	71,00	3	1,1	1,3	96,6
	72,00	1	,4	,4	97,0
	73,00	2	,8	,9	97,9
	74,00	1	,4	,4	98,3
	75,00	2	,8	,9	99,1
	76,00	2	,8	,9	100,0
	Gesamt	233	88,9	100,0	
Fehlend	System	29	11,1		
Gesamt		262	100,0		

Institutionelle Ethische Unterstützung Score

		Häufigkeit	Prozent	Gültige Prozente	Kumulierte Prozente
Gültig	8,00	3	1,1	1,2	1,2
	9,00	12	4,6	4,8	6,0
	10,00	11	4,2	4,4	10,5
	11,00	16	6,1	6,5	16,9
	12,00	36	13,7	14,5	31,5
	13,00	37	14,1	14,9	46,4
	14,00	38	14,5	15,3	61,7
	15,00	30	11,5	12,1	73,8
	16,00	30	11,5	12,1	85,9
	17,00	16	6,1	6,5	92,3
	18,00	14	5,3	5,6	98,0
	19,00	3	1,1	1,2	99,2
	20,00	1	,4	,4	99,6
	23,00	1	,4	,4	100,0
	Gesamt	248	94,7	100,0	
Fehlend	System	14	5,3		
Gesamt		262	100,0		

Score Einschätzung Ethikkompetenz

		Häufigkeit	Prozent	Gültige Prozente	Kumulierte Prozente
Gültig	6,00	1	,4	,4	,4
	7,00	2	,8	,8	1,2
	8,00	3	1,1	1,2	2,4
	9,00	11	4,2	4,4	6,9
	10,00	26	9,9	10,5	17,3
	11,00	50	19,1	20,2	37,5
	12,00	56	21,4	22,6	60,1
	13,00	64	24,4	25,8	85,9
	14,00	24	9,2	9,7	95,6
	15,00	6	2,3	2,4	98,0
	16,00	4	1,5	1,6	99,6
	17,00	1	,4	,4	100,0
	Gesamt	248	94,7	100,0	
Fehlend	System	14	5,3		
Gesamt		262	100,0		

Tabelle 76 Kreuztabelle Geschlecht/ Moralischer Stress Thermometer (MST) gruppiert

Geschlecht		Moralischer Stress (MST) gruppiert				Gesamt
		keine Belastung	schwache Belastung	mittlere Belastung	stark belastet	
männlich	Anzahl	6	19	23	6	54
	% innerhalb von Geschlecht	11,1%	35,2%	42,6%	11,1%	100,0%
weiblich	Anzahl	13	58	109	25	205
	% innerhalb von Geschlecht	6,3%	28,3%	53,2%	12,2%	100,0%
keine Angaben	Anzahl	0	1	2	0	3
	% innerhalb von Geschlecht	0,0%	33,3%	66,7%	0,0%	100,0%
Gesamt	Anzahl	19	78	134	31	262
	% innerhalb von Geschlecht	7,3%	29,8%	51,1%	11,8%	100,0%

Tabelle 77 Kreuztabelle Alter/ Moralischer Stress Thermometer (MST) gruppiert

Alter		Moralischer Stress (MST) gruppiert				Gesamt
		keine Belastung	schwache Belastung	mittlere Belastung	stark belastet	
bis 30	Anzahl	7	15	37	9	68
	% innerhalb von Alter	10,3%	22,1%	54,4%	13,2%	100,0%
31-40	Anzahl	5	21	38	5	69
	% innerhalb von Alter	7,2%	30,4%	55,1%	7,2%	100,0%
41-50	Anzahl	4	28	32	7	71
	% innerhalb von Alter	5,6%	39,4%	45,1%	9,9%	100,0%
älter 50	Anzahl	3	13	25	10	51
	% innerhalb von Alter	5,9%	25,5%	49,0%	19,6%	100,0%
keine Angaben	Anzahl	0	1	2	0	3
	% innerhalb von Alter	0,0%	33,3%	66,7%	0,0%	100,0%
Gesamt	Anzahl	19	78	134	31	262
	% innerhalb von Alter	7,3%	29,8%	51,1%	11,8%	100,0%

Tabelle 78 Kreuztabelle Schulabschluss/ Moralischer Stress Thermometer (MST) gruppiert

Schulabschluss			Moralischer Stress (MST) gruppiert				
			keine Belastung	schwache Belastung	mittlere Belastung	stark belastet	Gesamt
Hauptschule	Anzahl		0	0	1	2	3
	% innerhalb von Schulabschluss		0,0%	0,0%	33,3%	66,7%	100,0%
Mittlere Reife	Anzahl		6	36	53	11	106
	% innerhalb von Schulabschluss		5,7%	34,0%	50,0%	10,4%	100,0%
Hochschulreife	Anzahl		11	36	72	17	136
	% innerhalb von Schulabschluss		8,1%	26,5%	52,9%	12,5%	100,0%
abgeschlossenes Studium	Anzahl		1	5	6	1	13
	% innerhalb von Schulabschluss		7,7%	38,5%	46,2%	7,7%	100,0%
Andere	Anzahl		1	0	0	0	1
	% innerhalb von Schulabschluss		100,0%	0,0%	0,0%	0,0%	100,0%
keine Angaben	Anzahl		0	1	2	0	3
	% innerhalb von Schulabschluss		0,0%	33,3%	66,7%	0,0%	100,0%
Gesamt	Anzahl		19	78	134	31	262
	% innerhalb von Schulabschluss		7,3%	29,8%	51,1%	11,8%	100,0%

Tabelle 79 Kreuztabelle Pflegetätigkeit/ Moralischer Stress Thermometer (MST) gruppiert

Pflegetätigkeit		keine Belastung	schwache Belastung	mittlere Belastung	stark belastet	Gesamt
0-5	Anzahl	5	11	22	4	42
	% innerhalb von Pflegetätigkeit	11,9%	26,2%	52,4%	9,5%	100,0%
>5-10	Anzahl	6	13	21	6	46
	% innerhalb von Pflegetätigkeit	13,0%	28,3%	45,7%	13,0%	100,0%
>10-20	Anzahl	2	21	34	4	61
	% innerhalb von Pflegetätigkeit	3,3%	34,4%	55,7%	6,6%	100,0%
>20-30	Anzahl	5	25	39	12	81
	% innerhalb von Pflegetätigkeit	6,2%	30,9%	48,1%	14,8%	100,0%
>30	Anzahl	1	7	16	5	29
	% innerhalb von Pflegetätigkeit	3,4%	24,1%	55,2%	17,2%	100,0%
keine Angaben	Anzahl	0	1	2	0	3
	% innerhalb von Pflegetätigkeit	0,0%	33,3%	66,7%	0,0%	100,0%
Gesamt	Anzahl	19	78	134	31	262
	% innerhalb von Pflegetätigkeit	7,3%	29,8%	51,1%	11,8%	100,0%

Tabelle 80 Kreuztabelle Beschäftigungsumfang/ Moralischer Stress Thermometer (MST) gruppiert

		Moralischer Stress (MST) gruppiert				Gesamt
		keine Belastung	schwache Belastung	mittlere Belastung	stark belastet	
Beschäftigungsumfang	Vollzeit					
	Anzahl	11	43	72	18	144
	% innerhalb von Beschäftigungsumfang	7,6%	29,9%	50,0%	12,5%	100,0%
	75% und mehr					
	Anzahl	4	11	36	7	58
	% innerhalb von Beschäftigungsumfang	6,9%	19,0%	62,1%	12,1%	100,0%
	50-74%					
	Anzahl	1	14	13	5	33
	% innerhalb von Beschäftigungsumfang	3,0%	42,4%	39,4%	15,2%	100,0%
	20-49%					
	Anzahl	3	8	11	1	23
	% innerhalb von Beschäftigungsumfang	13,0%	34,8%	47,8%	4,3%	100,0%
	weniger als 20%, Minijob					
	Anzahl	0	1	0	0	1
	% innerhalb von Beschäftigungsumfang	0,0%	100,0%	0,0%	0,0%	100,0%
	keine Angaben					
	Anzahl	0	1	2	0	3
	% innerhalb von Beschäftigungsumfang	0,0%	33,3%	66,7%	0,0%	100,0%
Gesamt	Anzahl	19	78	134	31	262
	% innerhalb von Beschäftigungsumfang	7,3%	29,8%	51,1%	11,8%	100,0%

Tabelle 81 Kreuztabelle Arbeitszeitmodell/ Moralischer Stress Thermometer (MST) gruppiert

		Moralischer Stress (MST) gruppiert				
derzeitiges Arbeitszeitmodell		keine Belastung	schwache Belastung	mittlere Belastung	stark belastet	Gesamt
Dreischichtdienst	Anzahl	15	61	104	29	209
	% innerhalb von derzeitiges Arbeitszeitmodell	7,2%	29,2%	49,8%	13,9%	100,0%
Kern- oder Zwischendienst	Anzahl	1	4	3	1	9
	% innerhalb von derzeitiges Arbeitszeitmodell	11,1%	44,4%	33,3%	11,1%	100,0%
Früh und/oder Spätdienst	Anzahl	2	10	20	0	32
	% innerhalb von derzeitiges Arbeitszeitmodell	6,3%	31,3%	62,5%	0,0%	100,0%
Nachtdienst	Anzahl	0	1	3	1	5
	% innerhalb von derzeitiges Arbeitszeitmodell	0,0%	20,0%	60,0%	20,0%	100,0%
Sonstiges	Anzahl	0	1	2	0	3
	% innerhalb von derzeitiges Arbeitszeitmodell	0,0%	33,3%	66,7%	0,0%	100,0%
keine Angaben	Anzahl	1	1	2	0	4
	% innerhalb von derzeitiges Arbeitszeitmodell	25,0%	25,0%	50,0%	0,0%	100,0%

Tabelle 82 Kreuztabelle Fachweiterbildung Intensivpflege/ MST gruppiert

Fachweiterbildung Intensivpflege			keine Belastung	Moralischer Stress (MST) gruppiert schwache Belastung	mittel belastet	stark belastet	Gesamt
ja	aktuell in Fortbildung	Anzahl	8	44	74	17	143
		% innerhalb von Fachweiterbildung Intensivpflege	5,6%	30,8%	51,7%	11,9%	100,0%
		Anzahl	2	8	12	5	27
		% innerhalb von Fachweiterbildung Intensivpflege	7,4%	29,6%	44,4%	18,5%	100,0%
nein		Anzahl	9	26	46	9	90
		% innerhalb von Fachweiterbildung Intensivpflege	10,0%	28,9%	51,1%	10,0%	100,0%
keine Angaben		Anzahl	0	0	2	0	2
		% innerhalb von Fachweiterbildung Intensivpflege	0,0%	0,0%	100,0%	0,0%	100,0%
Gesamt		Anzahl	19	78	134	31	262
		% innerhalb von Fachweiterbildung Intensivpflege	7,3%	29,8%	51,1%	11,8%	100,0%

Tabelle 83 Korrelationen intra- und interpersonelle Konflikte

Korrelationen

		Häufigkeit eigene Werte und tägliche Arbeitspraxis nicht vereinbar	Häufigkeit eigene Werte und Werte anderer nicht vereinbar	Belastung eigene Werte und tägliche Arbeitspraxis nicht vereinbar	Belastung eigene Werte und Werte anderer nicht vereinbar
Spearman-Rho	Häufigkeit eigene Werte und tägliche Arbeitspraxis nicht vereinbar — Korrelationskoeffizient	1,000	,691**	,402**	,295**
	Sig. (2-seitig)	.	,000	,000	,000
	N	262	262	262	262
	Häufigkeit eigene Werte und Werte anderer nicht vereinbar — Korrelationskoeffizient	,691**	1,000	,401**	,410**
	Sig. (2-seitig)	,000	.	,000	,000
	N	262	262	262	262
	Belastung eigene Werte und tägliche Arbeitspraxis nicht vereinbar — Korrelationskoeffizient	,402**	,401**	1,000	,696**
	Sig. (2-seitig)	,000	,000	.	,000
	N	262	262	262	262
	Belastung eigene Werte und Werte anderer nicht vereinbar — Korrelationskoeffizient	,295**	,410**	,696**	1,000
	Sig. (2-seitig)	,000	,000	,000	.
	N	262	262	262	262

**. Die Korrelation ist auf dem 0,01 Niveau signifikant (zweiseitig).

Tabelle 84 Rangkorrelation Persönliche Faktoren u.a			Score Moralischer Stress (SMS)	Score Häufigkeit ethische Konflikte	Moralischer Stress Thermometer (MST)
Spearman-Rho	Score Moralischer Stress (SMS)	Korrelationskoeffizient	1,000	,529	,842
		Sig. (2-seitig)	.	,000	,000
		N	254	227	254
	Score Häufigkeit ethische Konflikte	Korrelationskoeffizient	,529	1,000	,540
		Sig. (2-seitig)	,000	.	,000
		N	227	233	233
	Moralischer Stress Thermometer (MST)	Korrelationskoeffizient	,842	,540	1,000
		Sig. (2-seitig)	,000	,000	.
		N	254	233	262
	Erwägen eines Stellenwechsels	Korrelationskoeffizient	-,403	-,297	-,458
		Sig. (2-seitig)	,000	,000	,000
		N	254	233	262
	Erwägen des Berufswechsels	Korrelationskoeffizient	-,359	-,306	-,358
		Sig. (2-seitig)	,000	,000	,000
		N	254	233	262
	Arbeitsstelle bereits gewechselt	Korrelationskoeffizient	-,069	,012	-,046
		Sig. (2-seitig)	,270	,855	,455
		N	254	233	262
	Alter	Korrelationskoeffizient	-,033	,019	,000
		Sig. (2-seitig)	,600	,775	,997
		N	254	233	262
	Schulabschluss	Korrelationskoeffizient	-,047	,017	-,071
		Sig. (2-seitig)	,456	,797	,253
		N	254	233	262
	Pflegetätigkeit	Korrelationskoeffizient	,050	,071	,096

			,424	,279	,122
		N	254	233	262
Beschäfti-gungsumfang	Korrelationskoef-fizient		-,038	-,008	-,059
	Sig. (2-seitig)		,549	,900	,340
		N	254	233	262
derzeitiges Arbeitszeit-modell	Korrelationskoef-fizient		-,043	-,090	-,037
	Sig. (2-seitig)		,494	,170	,554
		N	254	233	262
Fachweiterbil-dung Intensiv-pflege	Korrelationskoef-fizient		,085	,011	-,017
	Sig. (2-seitig)		,175	,871	,785
		N	254	233	262

Ränge

Tabelle 85 Korrelation Geschlecht

	Geschlecht	N	Mittlerer Rang	Rangsumme
Score Moralischer Stress (SMS)	männlich	53	102,39	5426,50
	weiblich	198	132,32	26199,50
	Gesamt	251		
Score Häufigkeit ethische Konflikte	männlich	47	98,61	4634,50
	weiblich	184	120,44	22161,50
	Gesamt	231		
Moralischer Stress Ther-mometer (MST)	männlich	54	111,57	6025,00
	weiblich	205	134,85	27645,00
	Gesamt	259		

Statistik für Test[a]

	Score Moralischer Stress (SMS)	Score Häufigkeit ethische Konflikte	Moralischer Stress Thermometer (MST)
Mann-Whitney-U	3995,500	3506,500	4540,000
Wilcoxon-W	5426,500	4634,500	6025,000
Z	-2,676	-2,001	-2,044
Asymptotische Signifi-kanz (2-seitig)	,007	,045	,041

a. Gruppenvariable: Geschlecht

Tabelle 86 Korrelation ethische Konfliktsituationen			Moralischer Stress Thermometer (MST)	Score Moralischer Stress (SMS)
Spearman-Rho	Moralischer Stress Thermometer (MDT)	Korrelationskoeffizient	1,000	,842
		Sig. (2-seitig)	.	,000
		N	262	254
	Score Moralischer Stress (SMS)	Korrelationskoeffizient	,842	1,000
		Sig. (2-seitig)	,000	.
		N	254	254
	Unzureichende Patientenaufklärung umcodiert	Korrelationskoeffizient	,338	,287
		Sig. (2-seitig)	,000	,000
		N	262	254
	Wahrung Menschenwürde umcodiert	Korrelationskoeffizient	,326	,277
		Sig. (2-seitig)	,000	,000
		N	257	249
	Verteilung knapper Mittel umcodiert	Korrelationskoeffizient	,300	,292
		Sig. (2-seitig)	,000	,000
		N	253	245
	Wahrung Patientenselbstbestimmung umcodiert	Korrelationskoeffizient	,241	,261
		Sig. (2-seitig)	,000	,000
		N	257	250
	unzureichende Aufklärung Betreuer umcodiert	Korrelationskoeffizient	,247	,241
		Sig. (2-seitig)	,000	,000
		N	260	252
	fragwürdige Lebensverlängerung umcodiert	Korrelationskoeffizient	,368	,354
		Sig. (2-seitig)	,000	,000
		N	259	252
	Akzeptanz/ Auslegung Pa-	Korrelationskoeffizient	,331	,272
		Sig. (2-seitig)	,000	,000

tientenverfügung umcodiert	N	258	251
selbstbestimmtes Sterben umcodiert	Korrelationskoeffizient	,395	,342
	Sig. (2-seitig)	,000	,000
	N	258	251
sinnloses Leiden umcodiert	Korrelationskoeffizient	,399	,344
	Sig. (2-seitig)	,000	,000
	N	256	249
inkonsequente Therapieentscheidungen umcodiert	Korrelationskoeffizient	,259	,255
	Sig. (2-seitig)	,000	,000
	N	259	252
nicht helfen können umcodiert	Korrelationskoeffizient	,212	,227
	Sig. (2-seitig)	,001	,000
	N	257	250
überzogene Ansprüche Patienten/Angehörige umcodiert	Korrelationskoeffizient	,025	,115
	Sig. (2-seitig)	,684	,069
	N	257	250
Zwangsmaßnahmen/ Fixierung umcodiert	Korrelationskoeffizient	,177	,207
	Sig. (2-seitig)	,004	,001
	N	259	252
Schutz Privat/Intimsphäre umcodiert	Korrelationskoeffizient	,217	,233
	Sig. (2-seitig)	,000	,000
	N	260	253
Schwangerschaftsabbruch umcodiert	Korrelationskoeffizient	-,026	,002
	Sig. (2-seitig)	,679	,977
	N	256	249
pflegerische Einschätzung Therapiezielentscheidungen_Score	Korrelationskoeffizient	-,377	-,304
	Sig. (2-seitig)	,000	,000
	N	258	250

Tabelle 87 Korrelationen Scores

Korrelationen

		Score Moralischer Stress (SMS)	Moralischer Stress Thermometer (MST)	Score Häufigkeit ethische Konflikte	Institutionelle Ethische Unterstützung Score	Score Arbeitsbedingte Belastung (mit A03)	Score Arbeitszufriedenheit/ Wirksamkeit (mit A04)	Score Partizipation / Kooperation	Score Einschätzung Ethikkompetenz
Spearman-Rho	Score Moralischer Stress (SMS)								
	Korrelationskoeffizient	1,000	,842**	,529**	-,281**	,303**	-,421**	-,390**	-,071
	Sig. (2-seitig)	.	,000	,000	,000	,000	,000	,000	,270
	N	254	254	227	241	242	244	240	242
	Moralischer Stress Thermometer (MST)								
	Korrelationskoeffizient	,842**	1,000	,540**	-,300**	,276**	-,442**	-,446**	-,159*
	Sig. (2-seitig)	,000	.	,000	,000	,000	,000	,000	,012
	N	254	262	233	248	248	250	248	248
	Score Häufigkeit ethische Konflikte								
	Korrelationskoeffizient	,529**	,540**	1,000	-,381**	,292**	-,396**	-,501**	-,164*
	Sig. (2-seitig)	,000	,000	.	,000	,000	,000	,000	,015
	N	227	233	233	223	221	223	220	220
	Institutionelle Ethische Unterstützung Score								
	Korrelationskoeffizient	-,281**	-,300**	-,381**	1,000	-,313**	,325**	,424**	,172**
	Sig. (2-seitig)	,000	,000	,000	.	,000	,000	,000	,008
	N	241	248	223	248	238	238	238	237
	Score Arbeitsbedingte Belastung (mit A03)								
	Korrelationskoeffizient	,303**	,276**	,292**	-,313**	1,000	-,421**	-,306**	-,054
	Sig. (2-seitig)	,000	,000	,000	,000	.	,000	,000	,411
	N	242	248	221	238	248	239	239	237

Tabelle 88 Korrelation Ethikkompetenz

Korrelationen

		Score Moralischer Stress (SMS)	Score Häufigkeit ethische Konflikte	Moralischer Stress Thermometer (MST)	Eigene Ethikkompetenz	Ethikkompetenz KollegInnen	Ethikkompetenz AÄ	Ethikkompetenz OÄ
Spearman-Rho	Score Moralischer Stress (SMS) Korrelationskoeffizient	1,000	,529**	,842**	,047	,035	-,095	-,150*
	Sig. (2-seitig)	.	,000	,000	,457	,583	,136	,018
	N	254	227	254	253	251	250	248
	Score Häufigkeit ethische Konflikte Korrelationskoeffizient	,529**	1,000	,540**	,085	,118	-,214**	-,351**
	Sig. (2-seitig)	,000	.	,000	,200	,074	,001	,000
	N	227	233	233	231	229	229	227
	Moralischer Stress Thermometer (MST) Korrelationskoeffizient	,842**	,540**	1,000	,034	,036	-,182**	-,245**
	Sig. (2-seitig)	,000	,000	.	,583	,568	,003	,000
	N	254	233	262	260	258	257	255
	Eigene Ethikkompetenz Korrelationskoeffizient	,047	,085	,034	1,000	,556**	,201**	,071
	Sig. (2-seitig)	,457	,200	,583	.	,000	,001	,263
	N	253	231	260	260	258	255	254
	Ethikkompetenz KollegInnen Korrelationskoeffizient	,035	,118	,036	,556**	1,000	,209**	,073
	Sig. (2-seitig)	,583	,074	,568	,000	.	,001	,248
	N	251	229	258	258	258	255	253
	Ethikkompetenz AÄ Korrelationskoeffizient	-,095	-,214**	-,182**	,201**	,209**	1,000	,590**
	Sig. (2-seitig)	,136	,001	,003	,001	,001	.	,000
	N	250	229	257	256	255	257	254
	Ethikkompetenz OÄ Korrelationskoeffizient	-,150*	-,351**	-,245**	,071	,073	,590**	1,000
	Sig. (2-seitig)	,018	,000	,000	,263	,248	,000	.
	N	248	227	255	254	253	254	255

Printed in the United States
By Bookmasters